シーラントとコート材の臨床テクニック

Principles of Sealant and Coating Material Applications

シーラントとコート材の適切な使用法
― 完全ガイド ―

大森 郁朗, DDS, PhD

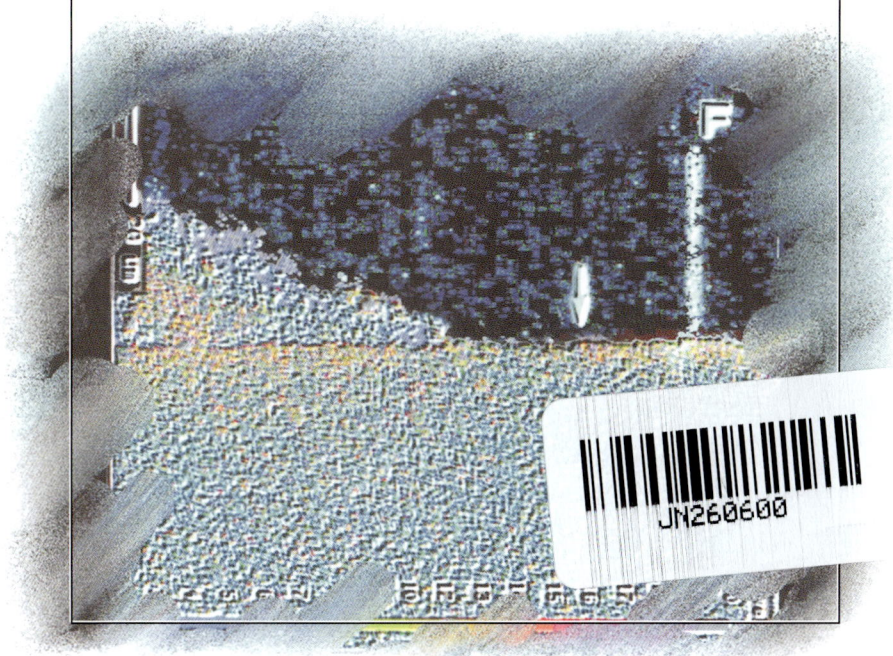

クインテッセンス出版株式会社 2002

Tokyo, Berlin, Chicago, London, Paris, Barcelona, São Paulo, Moscow, Prague, Warsaw

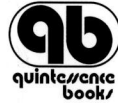

シーラントとコート材の臨床テクニック

2002年1月29日　初版発行

web page address　http://www.quint-j.co.jp/
e-mail address：info@quint-j.co.jp

著　　者	大森　郁朗（おおもり　いくお）
発 行 人	佐々木　一高
発 行 所	クインテッセンス出版株式会社 東京都文京区本郷3丁目2番6号　〒113-0033 クイントハウスビル　電話（03）5842-2270（代表） 　　　　　　　　　　　　　（03）5842-2272（営業部） 　　　　　　　　　　　　　（03）5842-2279（編集部）
印刷・製本	サン美術印刷株式会社

Ⓒ2002　クインテッセンス出版株式会社　　禁無断転載・複写
Printed in Japan　　落丁本・乱丁本はお取り替えします
ISBN4-87417-714-X C3047

まえがき

　保健医療の基本が疾病を予防することにあり、いろいろな医療の実施も、その前後において予防手段と結びついていなければ、たとえそれらが優れたものであったとしても、個体の健康保持には十分な効果を発揮し得ない。

　当然のことながら、歯科保健医療もその例外ではない。

　例えば、歯科医療に用いられている修復材料や修復技術には著しい進歩が見られるが、歯質の機械的削除と人工物による修復医療の進歩も、その前後において疾病予防手段と結びついていなければならない。

　その上で、われわれが常に心がけていなければならないことは、これらの歯科医療手段が、口腔内環境における歯質の持つ物理化学的特性を凌駕するものにはなり得ないことである。それは人間が自ら生成したエナメル質の材質や構造が、唾液と合目的性をもって口腔内環境に適応しており、それほどに優れたものであることを意味している。

　歯科医師や歯科衛生士が、健全なエナメル質に覆われた歯冠の原形を維持することの大切さを、歯科保健医療の基本と考えているゆえんである。

　この本は、このような考え方を基礎として、健全な歯列および咬合を形成する乳歯および幼若永久歯のための歯科診療システムを構築し、齲蝕に罹患しないための、そして歯を簡単に削ってしまわないための具体的手段であるシーラント塡塞法と、コート材塗布法を平易に図説するとともに、これらの技法を裏付けている科学的根拠を示して、歯科保健医療技術の質的向上に役立てることを目的としている。

　この本が、21世紀の歯科保健医療を担う若い歯科医師と歯科衛生士の皆さんや、歯科大学の学生諸君あるいは歯科衛生士専門学校の学生諸君の臨床マニュアルとして、お役に立てれば幸いである。

　この本の著作をお勧め下さいました東京医科歯科大学名誉教授の増原英一先生に、深く感謝いたします。

　また、出版にあたりお世話いただきましたクインテッセンス出版株式会社の佐々木一高氏に、厚く御礼申し上げます。

2001年12月21日

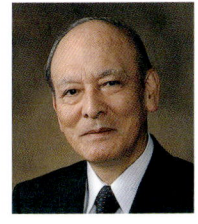

大森　郁朗，DDS, PhD

鶴見大学名誉教授
日本小児歯科学会名誉会員
日本小児口腔外科学会名誉会員
IADR終身会員

目次

第1章 ラバーダムの上手なかけ方　5

シーラントとコート材の臨床テクニックの基本は"ドライフィールド"の維持にある。これはラバーダムを上手に使いこなすことで容易となる。良質な歯科医療（Quality Dentistry）の実施を容易にするラバーダムの上手なかけ方を図説する。

第2章 シーラント塡塞のテクニック　21

乳歯および幼若永久歯の小窩裂溝齲蝕の予防と進行抑制を目的としたシーラント塡塞のテクニックを詳しく図説する。

第3章 シーラント塡塞に必要な基礎知識と臨床成績　39

シーラント材の種類と特性を解説し、塡塞後1～2年の短期観察成績と塡塞後5～10年の長期観察成績を解説する。

第4章 コート材塗布のテクニック　51

乳歯および幼若永久歯の隣接面齲蝕の予防と進行抑制を目的としたフッ素徐放性レジンコート材塗布のテクニックを詳しく図説する。

第5章 コート材塗布に必要な基礎知識と臨床成績　65

コート材の特性を解説し、コート材の治験成績とその後実施した臨床成績を解説する。

第6章 ラバーダム、シーラント、コート材に関連する演習問題　77

歯科衛生士学校の学生を対象としたもので、期末試験、卒業試験、そして国家試験に備え、多肢選択問題による実力養成を目的としている。

第1章
ラバーダムの上手なかけ方

この章の要点

　シーラント塡塞を手際良く行い、小窩裂溝齲蝕の予防や進行抑制を確実にするためにも、またコート材による隣接面齲蝕の予防や進行抑制を成功させるためにも、これらの臨床テクニックの基本は、"ドライフィールド"の維持にあるということができる。

　口の中、とりわけ臼歯部周辺の湿度は100％と考えて、歯面の乾燥状態、すなわち"ドライフィールド"を確実に保つためには、ラバーダムによる防湿を行う必要がある。

　シーラント塡塞やコート材の塗布は乳歯や幼若永久歯の保護に大きな効果を発揮するので、小児歯科領域で広く用いられている。

　小児の歯科診療でラバーダム防湿とバキュームを常用すると、診療器材や注水が口腔粘膜に直接触れないので、小児患者に起こり易い嘔吐反射を防ぎ、患児も安心して診療を受け容れてくれる。

　この章では、良質な歯科医療（Quality Dentistry）の実施を容易にするラバーダムの上手なかけ方を図説する。

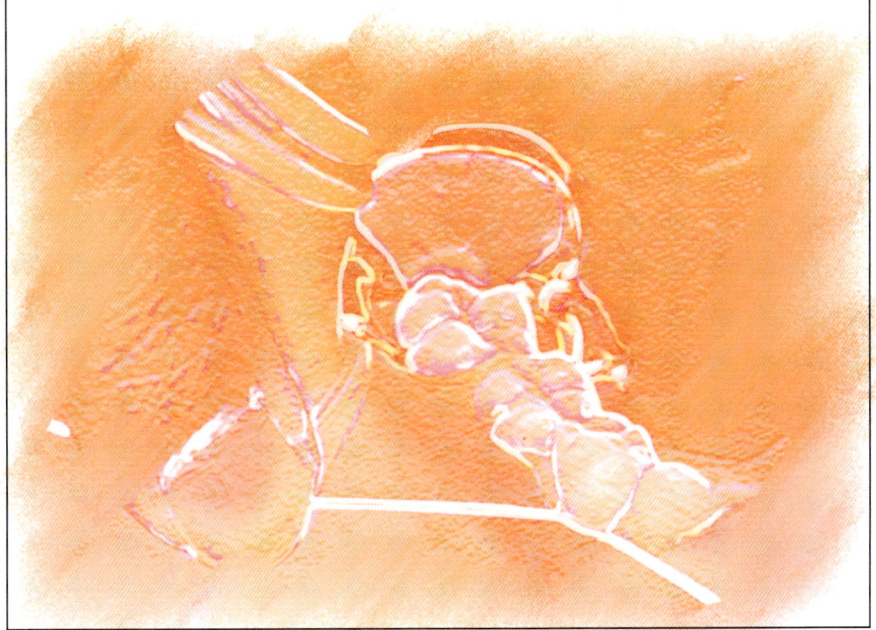

1．ラバーダムシートとクランプなど必要な器材の準備

　ラバーダムシートにはシートの厚さによって、ヘビー、ミディアム、そしてライトの3種類があるが、一般には一番薄いライトが用いられている。ラバーシートは15×30cmのものが市販されているので、これを小児用（歯齢ⅡCステージまで）では3等分し（**図1-1, 2**）、成人用（歯齢ⅢAステージ以降）では2等分して（**図1-3, 4**）、それぞれ10×15cm、15×15cmのシートとして使用する。

　なお、ラバーシートのカッティングには裁ち鋏を使い、手際良くおこなう。

　ラバーダムクランプ（以下クランプと略す）の形状を大別すると、ジョーの部分にウイングが付いているものと、ウイングの付いていないもの（ウイングレスと呼んでいる）がある。

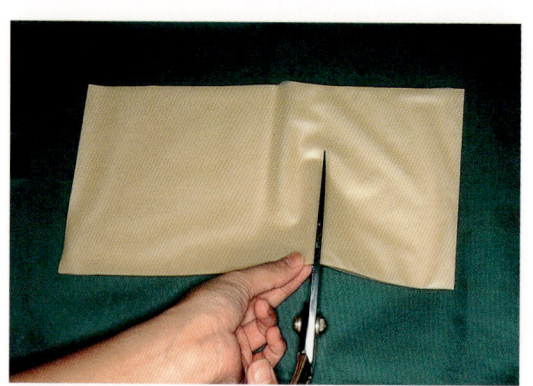

図1-1

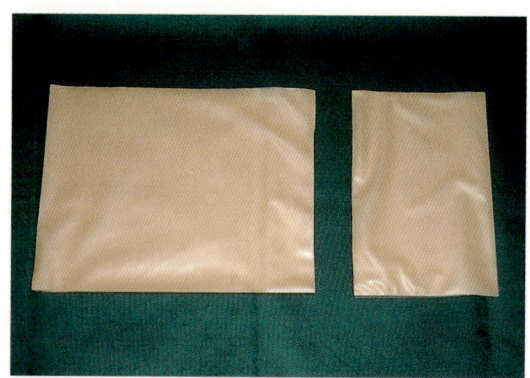

図1-2

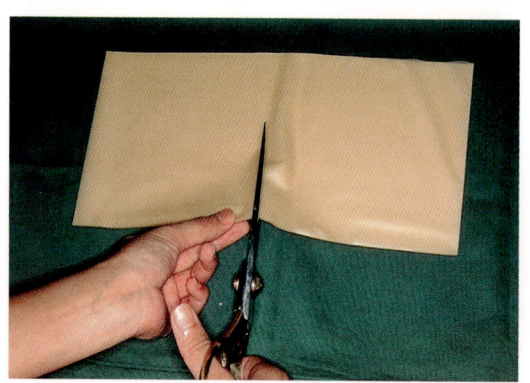

図1-3

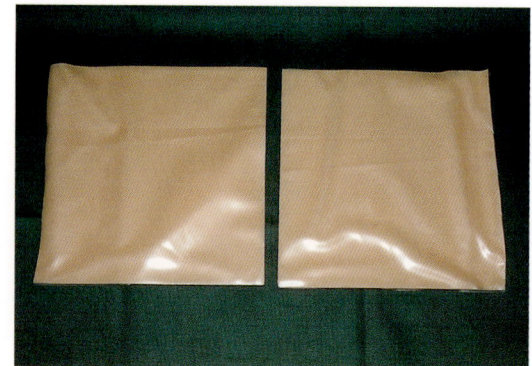

図1-4

クランプ各部の名称は(**図1-5**)に示す通りである。

(**図1-6**)は小児の歯科診療によく用いられる4種のクランプである。No.14とNo.Aにはウイングが付いているが、No.26とNo.27にはウイングが付いていない。

ウイング付きのクランプとウイングレスクランプでは、ラバーシートにクランプを付けるときの操作が違うので、両方の使い方に習熟する必要がある。

ラバーダムパンチにもいろいろな型のものがあるが、(**図1-7**)に示すものが一般的である。ラバーダムパンチのターレットには大きさの異なる5個の穴があいている(**図1-8**)。

一番大きな穴は使わず、二番目のものから、それぞれ歯種に合わせて、ターレットを廻して、パンチングをおこなう。

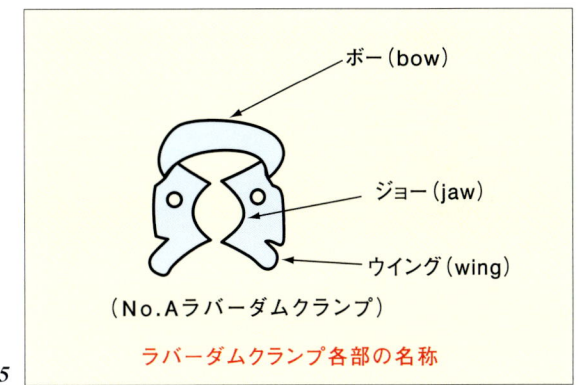

図1-5 ラバーダムクランプ各部の名称

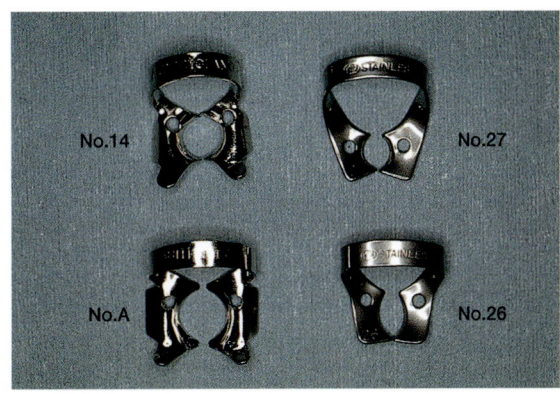

図1-6

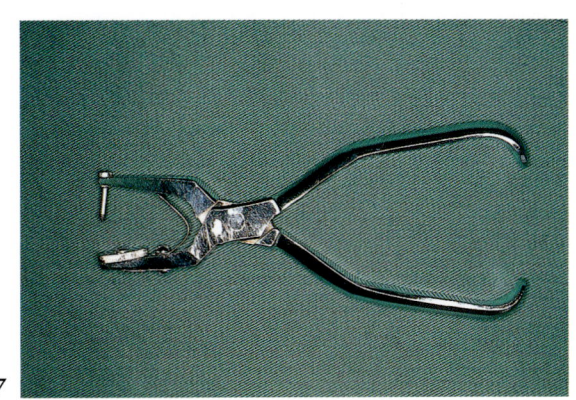

図1-7

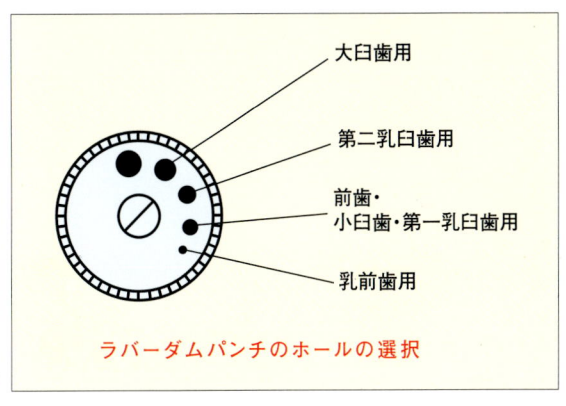

図1-8 ラバーダムパンチのホールの選択

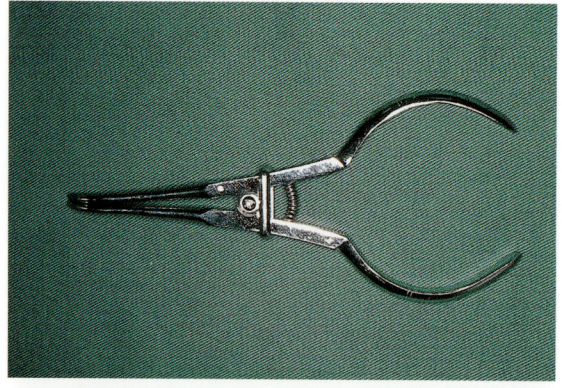

図1-9

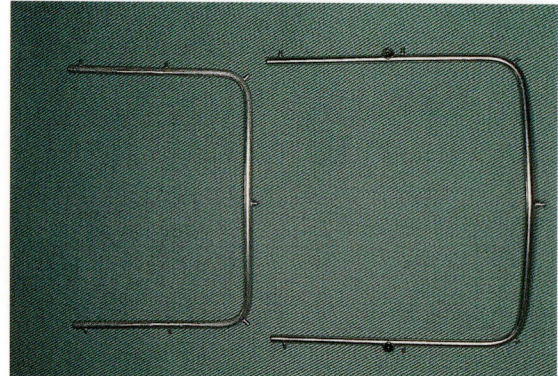

図1-10

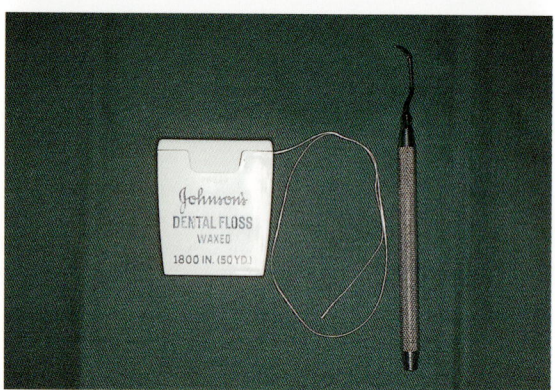

図1-11

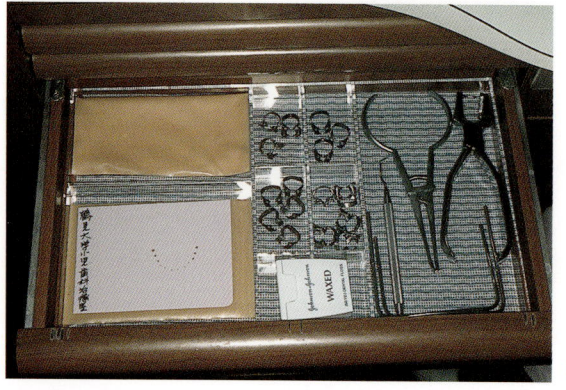

図1-12

クランプフォーセップスにもいろいろな型のものがあるが、(図1-9)に示すようにグリップの部分が大きいものが使い易い。

ヤングのフレームは(図1-10)に示すように大小2種類のものがある。小は10×15cmのラバーシートを用いるときに使い、大は15×15cmのラバーシートを用いるときに使う。

デンタルフロスはワックスト(蝋を塗布したもの)を用意して、ラバーダム上に露出させた歯の歯頸部を結紮するのに用いる(図1-11)。

ラバーダムの撤去時に、結紮したデンタルフロスをカットするのには、ゴールドナイフ(金箔充塡用のナイフ)が便利である。

ラバーダム防湿に必要なこれらの器材は、チェアーサイドの引き出しに(図1-12)に示すように、セットしておくと良い。

また、ラバーシートのパンチングをおこなうときに便利なパンチングガイドプレートは、（**図1-13**）に示すような位置に予め小さな穴をあけておいた、プラスチックの下敷きである。

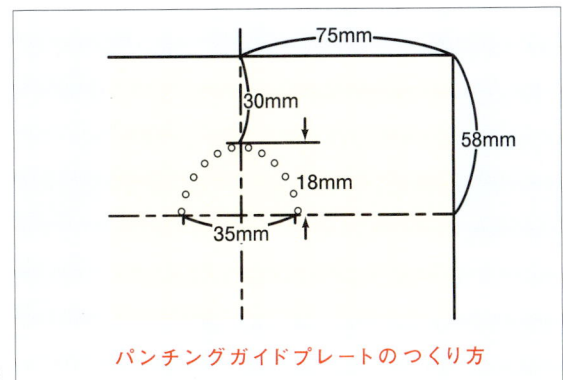

図1-13 パンチングガイドプレートのつくり方

2．ラバーダム防湿の実施

術者の指示する位置の歯に合わせて、ラバーダムのパンチングをおこなう。

パンチングガイドプレートの上にラバーシートを乗せ、ボールペンでその位置をマークする（**図1-14**）。
歯種に適した大きさのパンチングをおこなう（**図1-15**）。

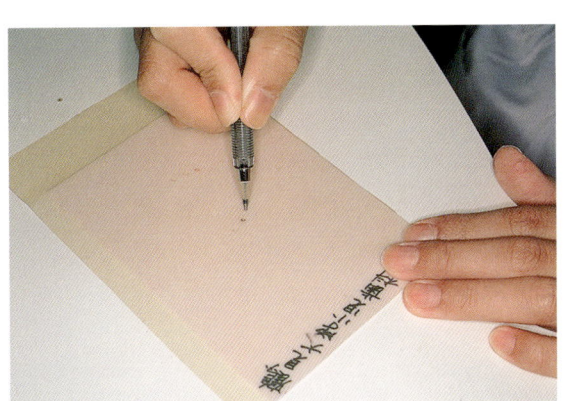

図1-14

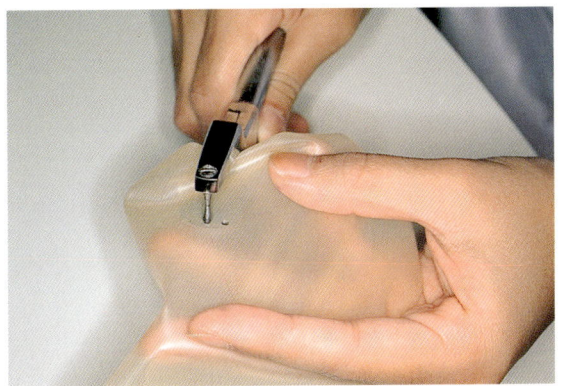

図1-15

この患者の場合は、$\overline{6\text{ED}}$を診療の対象としているので、$\overline{6|}$にNo.Aのクランプを装着する準備をする（**図1-16**）。

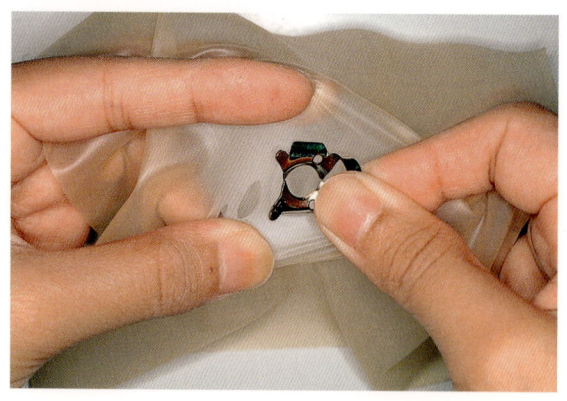

図1-16

クランプのボーの部分には万一の誤嚥事故を防止するために、デンタルフロス（45cmぐらい）を、（**図1-17**）のように結び付けておくのは、賢明な配慮である。

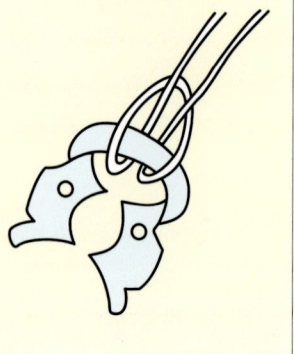

クランプの誤嚥を避けるために，デンタルフロス（45cm）をクランプのボーの部分に図に示すように結びつけておく

図1-17

ラバーシートにパンチした穴を左手の母指と示指・中指を使って（**図1-18**）のように広げてクランプにラバーシートをかける。

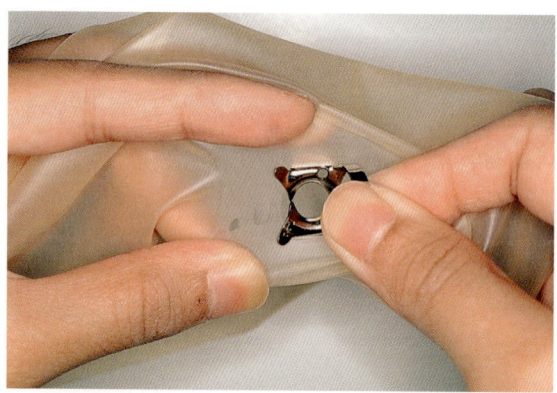

図1-18

準備したラバーシートとクランプフォーセップスは（**図1-19**）に示すようにして術者に手渡す。

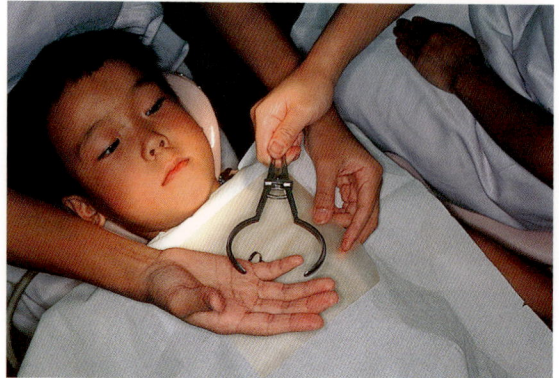

図1-19

術者は（図1-20）に示すように、パームグリップでクランプフォーセップスを把持する。

クランプを $\overline{6|}$ にかける（図1-21）。

クランプのジョーは、いきなり $\overline{6|}$ の歯頸部でフォーセップスから離そうとせず、$\overline{6|}$ の歯冠の頰側面・舌側面を滑らせるようにして、歯頸部に適合させ、それを確認してから、おもむろにフォーセップスから離すようにする。これは歯頸部歯肉をクランプのジョーで傷つけないための配慮である（図1-22）。

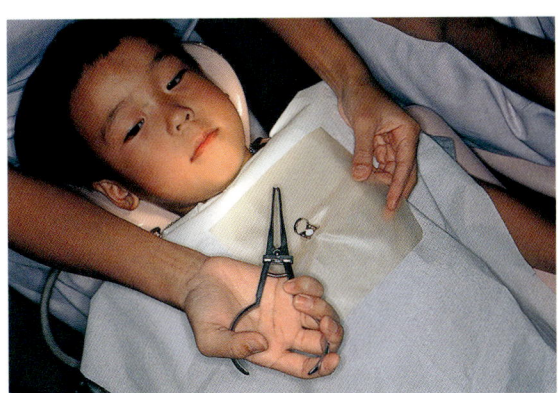

図1-20

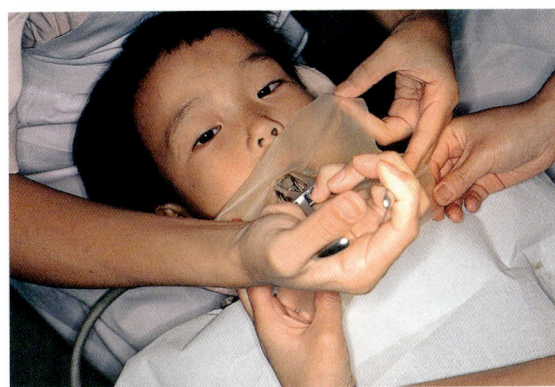

図1-21

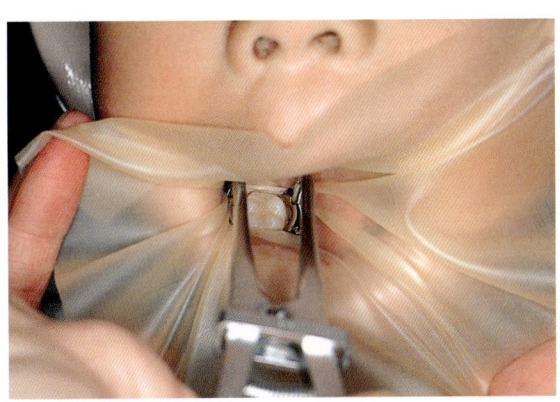

図1-22

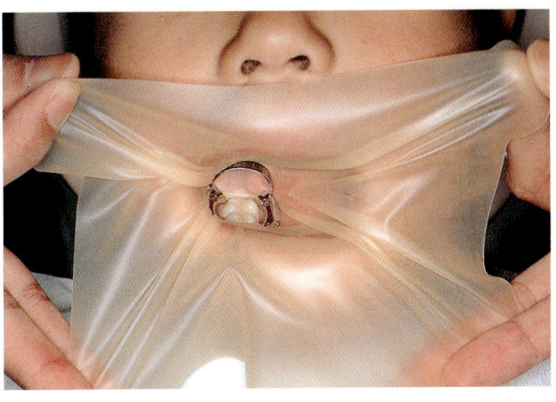

図1-23

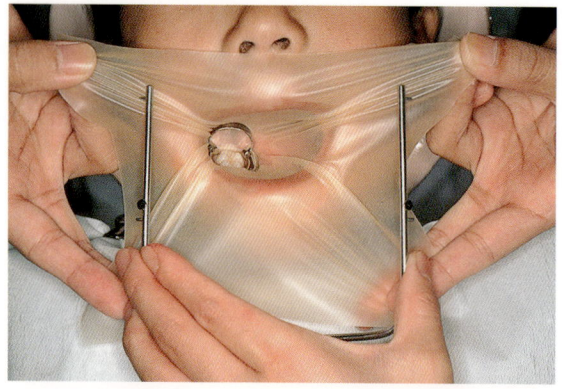

図*1-24*

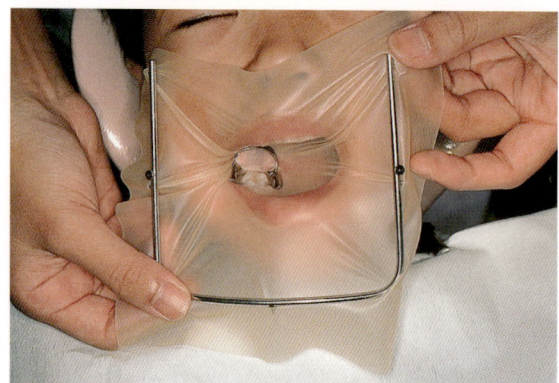

図*1-25*

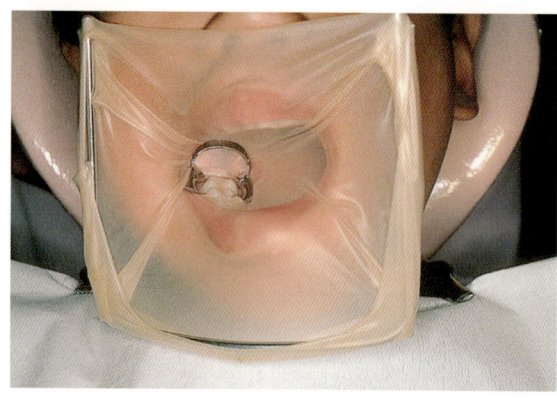

図*1-26*

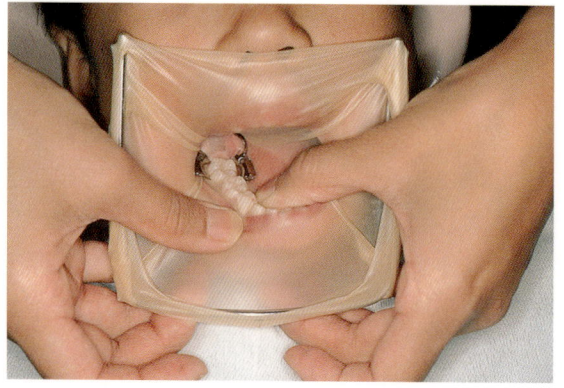

図*1-27*

　術者はラバーシートを両手で広げ、そこへ介助者がフレームをあてがうようにする（**図*1-23, 24***）。

　フレームのフックにラバーシートを引き伸ばしながらかける（**図*1-25***）。

　ラバーシートの辺縁は、（**図*1-26***）に示すように、まとめ上げるようにフレームにかけてしまうと、患者の鼻孔を塞ぐことも避けられ、また歯面洗浄時の水をこぼすこともなく、吸引も手際よくおこなえる。

　$\overline{\text{ED}|}$の歯冠をラバーシートの外へ露出させる（**図*1-27***）。

介助者は40cmくらいの長さにカットしたデンタルフロスをループ状にして、術者に手渡す（**図1-28**）。

露出させた歯の結紮にあたっては、（**図1-29**）に示すように、まず一番近心の歯（この場合は$\overline{D|}$）の近心隣接面の部分にデンタルフロスを圧入する。

次いで、その歯の遠心隣接面部にデンタルフロスを圧入する（**図1-30**）。

デンタルフロスが当該歯の舌側歯頸部歯肉を十分に圧排していることを確かめる。

もしも歯頸部の圧排が適切な状態でなければ、セメント充填器の先などで（**図1-31**）のようにして調整する。

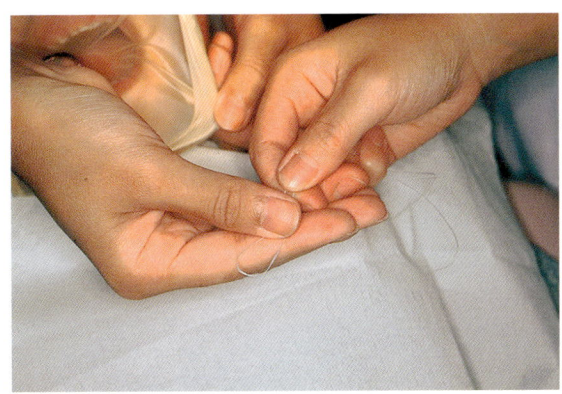

図1-28

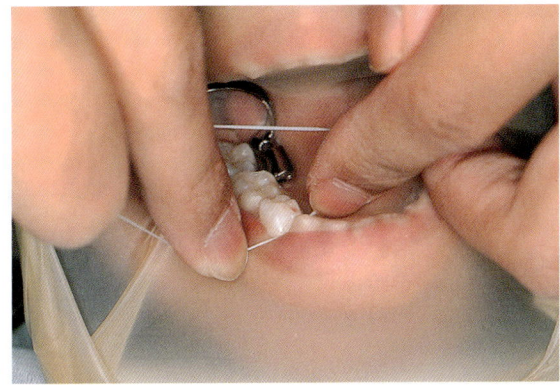

図1-29

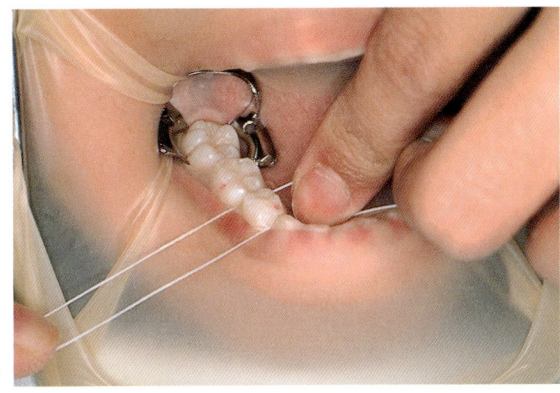

図1-30

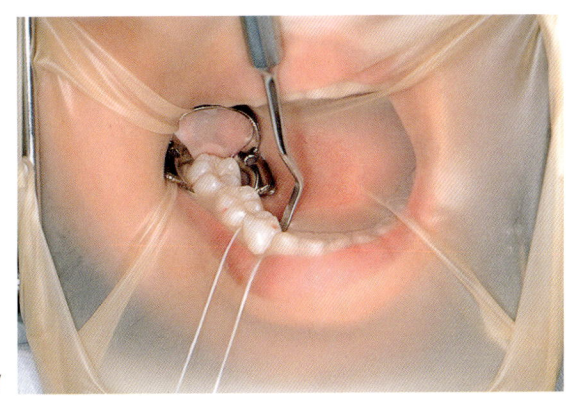

図1-31

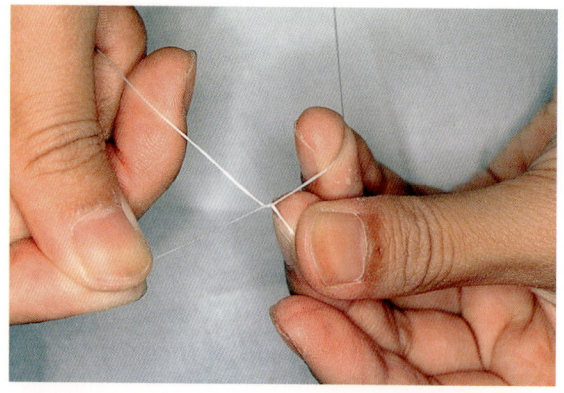

図1-32a

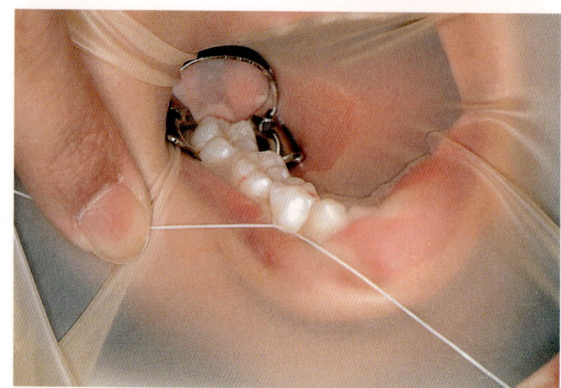

図1-32b

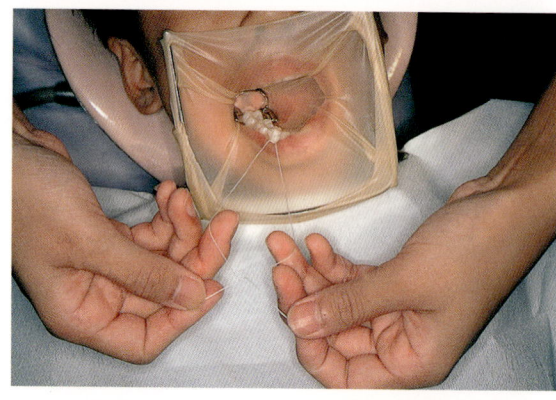

図1-32c

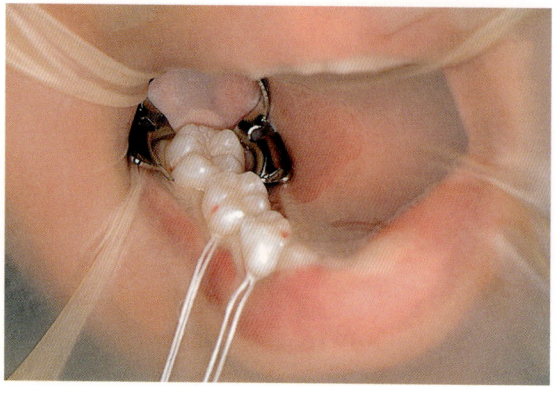

図1-33

デンタルフロスによる歯頸部の結紮は（**図1-32a〜c**）に示すように外科結びとして、結紮したデンタルフロスがゆるまないようにする。

結紮の部位は、いずれも頬側面の近心隅角部とする。

下顎歯の歯頸部を結紮する時は、デンタルフロスを前下方に引っ張るようにして結紮すると、舌側歯頸部の圧排をゆるめずに結紮できる。

上顎歯の場合は、デンタルフロスを上前方に引っ張るようにして結紮する。

このようにして、処置歯の歯頸部をデンタルフロスで結紮して、歯頸部歯肉の圧排をおこなう（**図1-33**）。

歯頸部を圧排することによって、当該歯の臨床歯冠[*]を長くすることができるので、それだけ施術野が広がり、歯頸部歯面の観察も容易となる。

---

[*]（脚注）臨床歯冠：歯肉縁から上の歯冠長をいう。

結紮したデンタルフロスは結び目近くでカットしてはならない。

デンタルフロスを結び目近くでカットしてしまうと、歯頸部に窩洞形成などの処置をおこなうときに、短くカットされたデンタルフロスの端が邪魔になったりする。

　必要に応じて、術者や介助者が結紮したデンタルフロスを（**図1-34**）に示すように引っ張ると、歯頸部歯肉の圧排を十分におこなえるし、デンタルフロスをカットする時にも、結び目にカッターの刃先が入れ易くなる。

　処置が終了して、ラバーダムを撤去するときには、介助者はゴールドナイフを術者に手渡す（**図1-35**）。

　術者は歯肉縁を傷つけないように、ナイフの刃先を歯冠の咬合面方向に向けて、デンタルフロスと歯面の間に挿入する（**図1-36**）。

　デンタルフロスをカットする時は、ナイフを動かすのではなくて、デンタルフロスの方をナイフの刃に押し付けるようにするのがコツである（**図1-37**）。

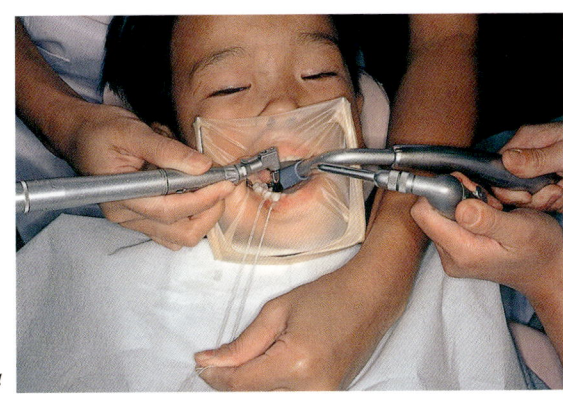
図1-34

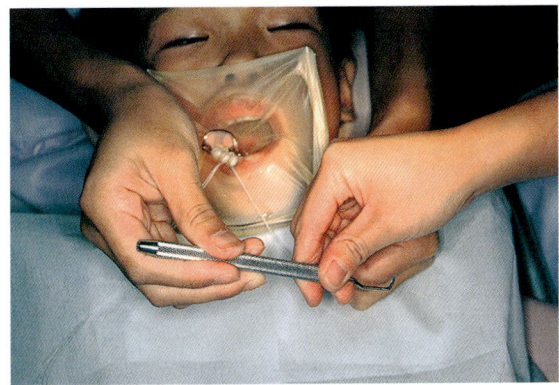
図1-35

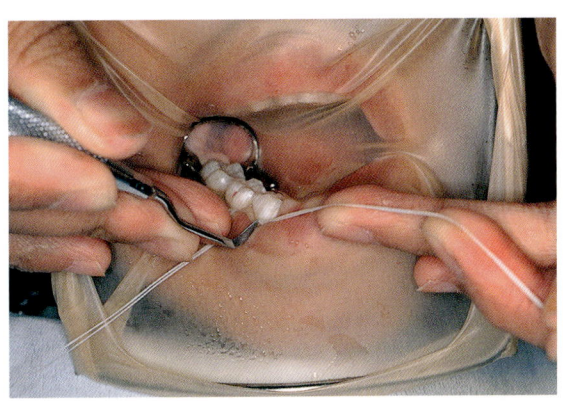
図1-36

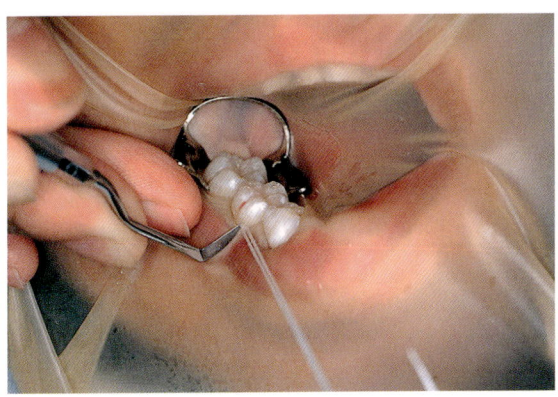
図1-37

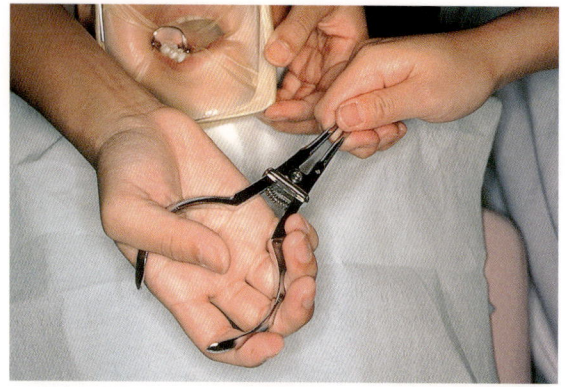

図*1-38*

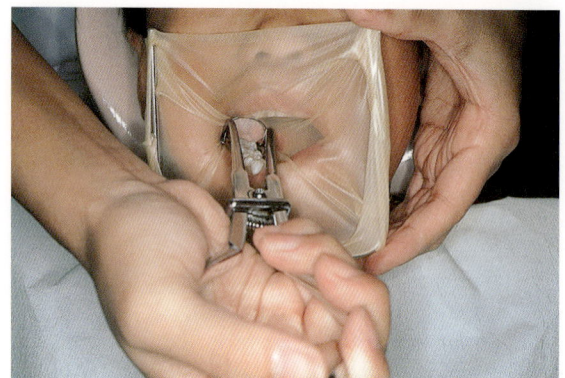

図*1-39*

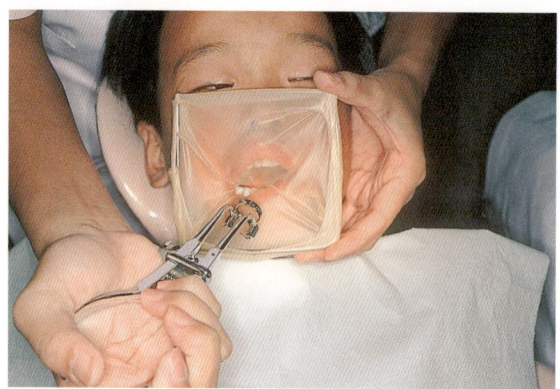

図*1-40*

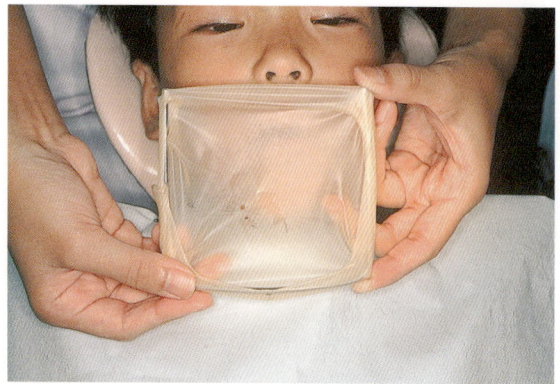

図*1-41*

　次いで、介助者はクランプフォーセップスを術者に手渡す（図*1-38*）。

　術者はクランプフォーセップスをパームグリップで把持して、クランプフォーセップスの先をクランプのホールに挿入し、クランプのジョーを広げ（図*1-39*）、そのままクランプを撤去する（図*1-40*）。

　ラバーシートはフレームに付けたまま、（図*1-41*）のように撤去する。

ウイングレスクランプ（例えばNo.26，**図*1-42***）を装着する場合には、クランプのボーの部分を持って、ラバーシートの穴にジョーの部分全体をくぐらせる（**図*1-43a, b***）。

ラバーシートを左手でまとめて持ち、クランプのホールの部分を露出させる（**図*1-44***）。

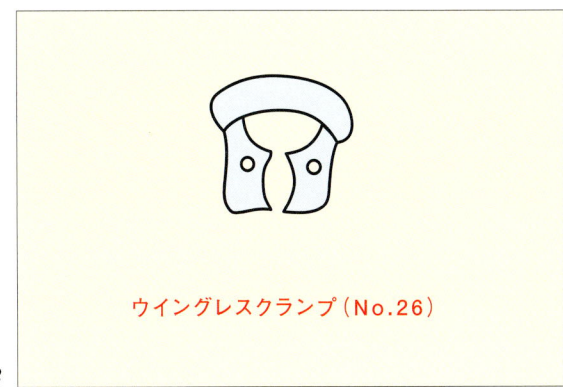

図*1-42*

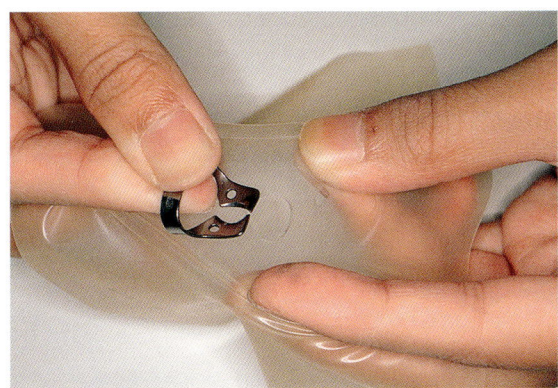

図*1-43a*

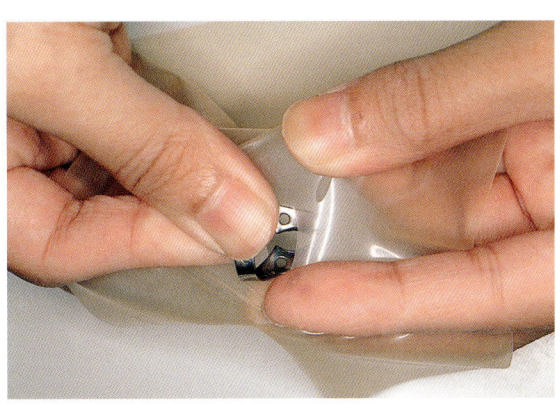

図*1-43b*

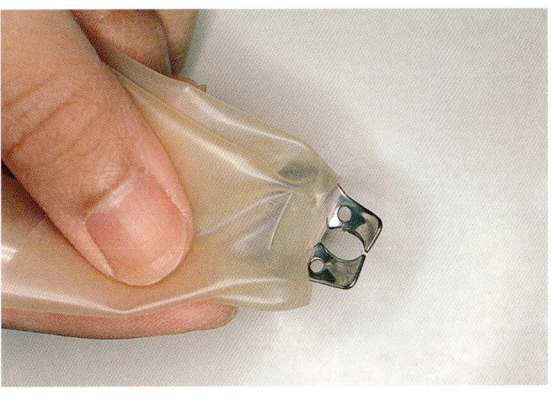

図*1-44*

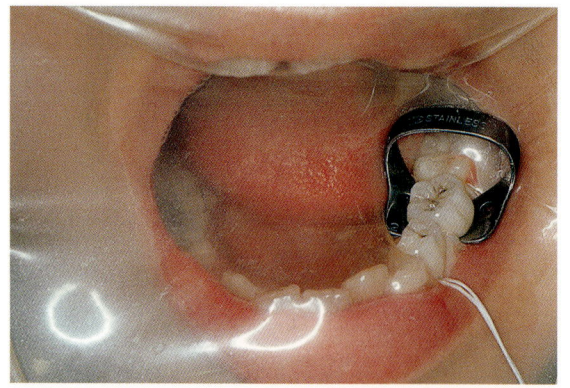

図*1-45*

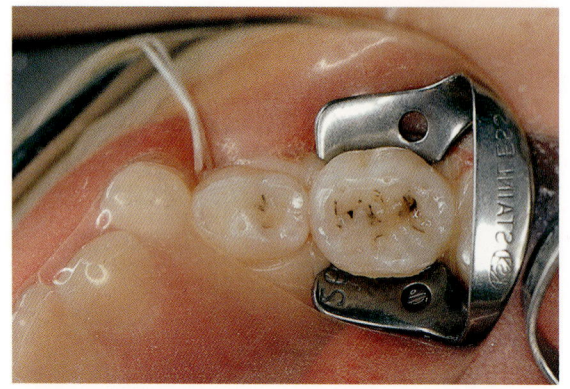

図*1-46*

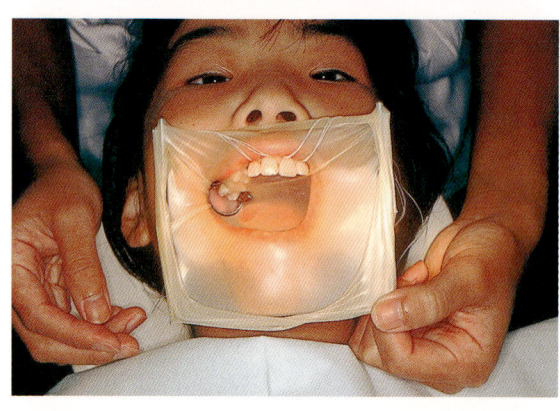

図*1-47*

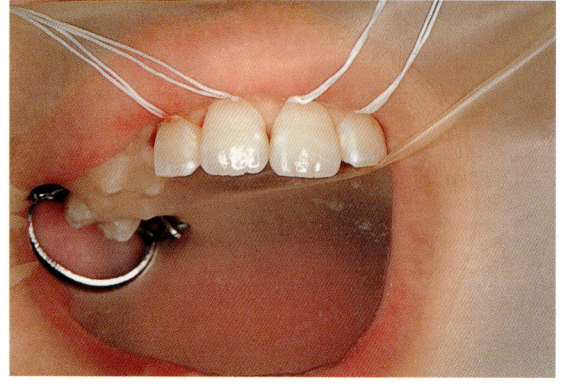

図*1-48*

クランプだけを歯に装着する要領で、クランプを当該歯に装着した後、ラバーシートを広げる（**図*1-45***）。

この患者は DEの処置を実施するので、Dは前述の要領で、デンタルフロスで結紮してある。

このケースは乳歯の齲蝕処置を実施するためにラバーダム防湿が施されたものであるが、このような処置を安全かつ確実に実施するためにも、ラバーダム防湿は必要な前準備である（**図*1-46***）。

前歯部の処置を実施するためのラバーダム防湿には、前歯部用クランプは用いないで、臼歯部にクランプをかけ、処置を施す前歯部はデンタルフロスで歯頸部を結紮して、歯頸部歯肉を圧排する（**図*1-47***）。

デンタルフロスの結紮によって、歯頸部歯肉が十分に圧排されるので、前述のように、前歯の臨床歯冠の長さが増し、施術野も広くなって、治療の質も向上する（**図*1-48***）。

ラバーダム防湿器材の滅菌と消毒法

　これらの器材の滅菌は、ラバーシート、クランプ、フレーム、ラバーダムパンチとクランプフォーセップス、それからデンタルフロスとゴールドナイフ、これらをそれぞれ別々の滅菌パックに封入して、ガス滅菌をおこなう。

　また、日常用いる器具の消毒は、70％アルコールに浸漬したガーゼによる清拭や超音波薬液消毒が適している。

ラバーダム防湿とバキューム使用の利点

1）唾液の漏出から施術野を隔離するので、清潔で、乾燥した施術野を維持できる。
2）施術野の明視を容易にして、診断や処置の質を高める。
3）施術野から、舌、頰粘膜、口唇、歯肉を隔離、圧排するので、これらの軟組織も施術中に保護される。
4）診療器材の誤嚥を防止する。
5）診療器材や薬液などが口腔粘膜に直接触れることがないので、患者に不快感を与えず、唾液腺を刺激しないので、施術中の唾液の分泌を最小限に抑えることができる。
6）エッチングを施した脱灰歯面の乾燥状態を維持できるので、とりわけシーラント填塞やコート材塗布をはじめ、接着歯学領域の診療を容易、かつ確実にする。
7）施術中の心理的緊張感を和らげるので、患者、術者双方の疲労が少ない。また、十分な協力が得られない小児患者への術者の対応を容易にする。
8）すなわち、**的確な歯科診療を能率良く、かつ安全に実施できる。**

第2章
シーラント塡塞のテクニック

この章の要点

　乳歯および幼若永久歯の小窩裂溝齲蝕の予防や進行抑制を目的に開発されたシーラントのうち、広く用いられている、光重合型シーラントの塡塞テクニックについて、小窩裂溝内洗浄塡塞法やコンビネーション修復法を含めて詳しく図説する。

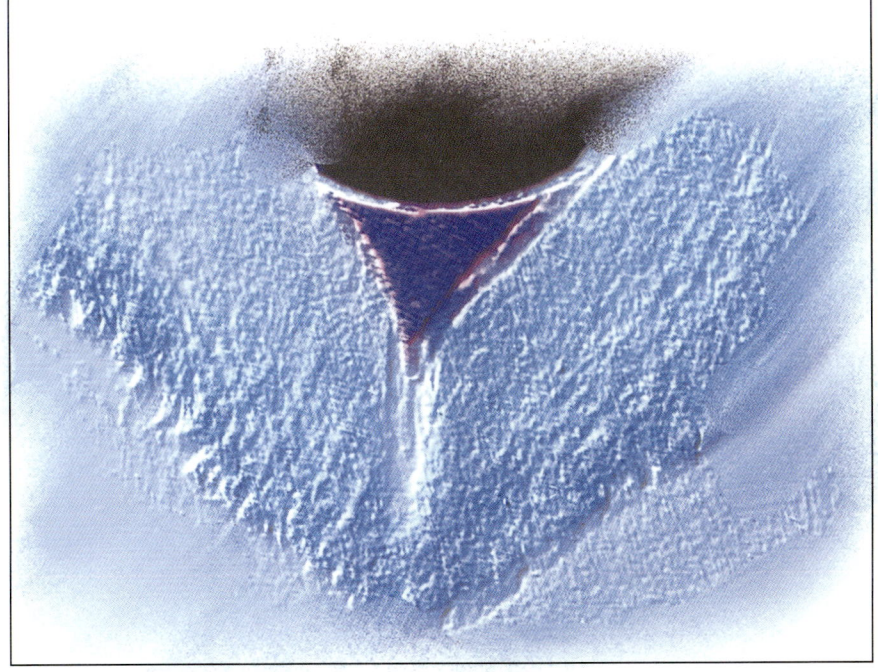

第2章

1．シーラント填塞の臨床的意義

　シーラント填塞が歯科保健医療にとって、非常に重要な小窩裂溝齲蝕抑制手段であることは、広く認識されている。
　シーラント填塞を日常の臨床で手際良く、そして効果的に実施することによって、患者への"歯科的侵襲"を最小限にして、乳歯や幼若永久歯を保護することができる。
　シーラントには化学重合型と光重合型があるが、本章では一般によく用いられている、光重合型シーラントの填塞テクニックを図説する。

2．器材の準備と填塞法

　光重合型シーラントを用いる場合は、可視光線照射器を準備する。通常の診療器材のほかに、必要な器材は(**図2-1**)に示すように、ラバーダム防湿用器材（1章参照）、歯面処理用のリン酸（溶液またはゲル状のもの）、遮光用のオレンジフィルターおよびタイマーである。
　これらの器材をシーラント材と一緒にチェアサイドに用意する。表面麻酔剤も用意すると良い。

　シーラントの色調には無色、歯冠色（オペーク）、ピンク色などがあるが、色調の選択は基本的には自由である。しかし、通常、無色のシーラントは健全な永久歯を対象とし、歯冠色は健全歯あるいは初期小窩裂溝齲蝕罹患歯を対象とすると良い。ピンク色はシーラントの接着状態が見分け易く、母親による監視も容易なので、健常児の乳歯や、心身障害児の歯を対象にすると良い。

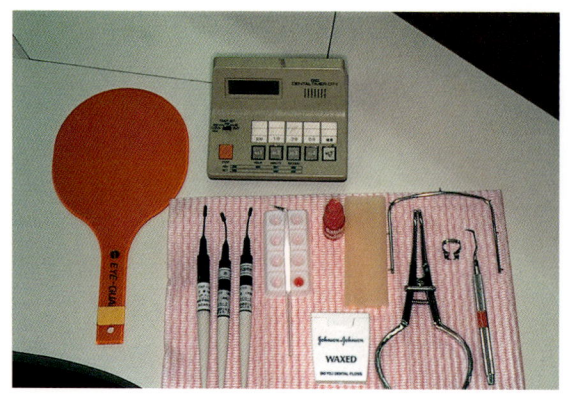

図2-1

填塞に先立って、対象歯（この症例では6⏋）にラバーダム防湿を施す（**図2-2**）。

対象歯の歯頸部歯肉に表面麻酔剤を塗布しておくと、クランプのかかる歯の歯頸部歯肉への刺激を緩和させることができる。

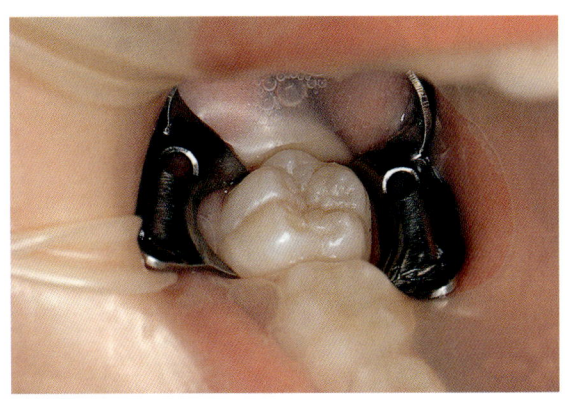
図2-2

まず、注水下に歯面清掃を行うが、この場合、歯面研磨材は使用しない。研磨材の微粒子が小窩裂溝に詰まることを避けるためである（**図2-3**）。

健全歯の場合は、探針によって小窩裂溝を清掃する（**図2-4**）。

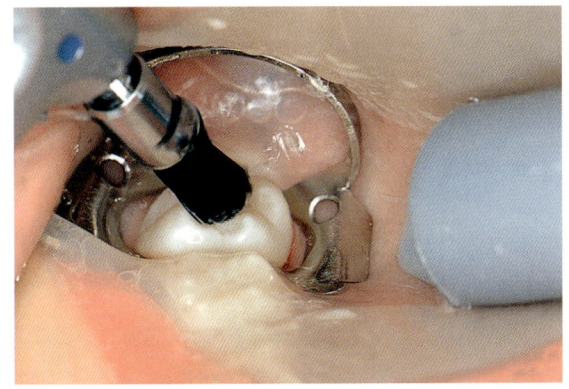
図2-3

視診、触診によって、Ｃ０あるいはＣ１と診断されたものについては、ＡＤゲル（次亜塩素酸ナトリウムのゲル）とスクラッチポイントあるいは先端の尖った探針などを用いて、小窩裂溝の物理化学的洗浄を実施するが、小窩裂溝の物理化学的洗浄の詳細については別に図説する（小窩裂溝内洗浄填塞法の項（２章３）を参照のこと）。

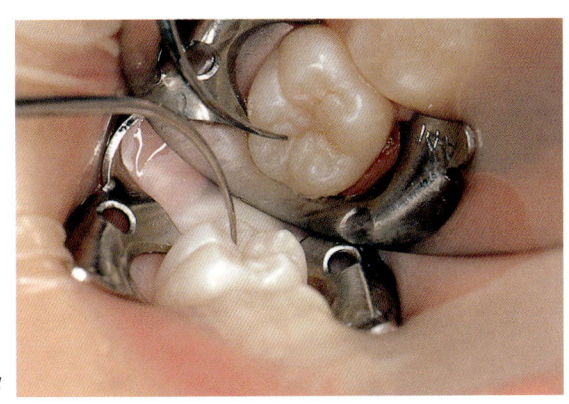
図2-4

歯面の前処理（エッチング）にはリン酸を用いるが、溶液の濃度は30％あるいは50％のものが用いられている。それぞれ処理時間が指定されているので、指示書に従って、エッチング時間を決定する。

小筆にとったリン酸溶液を歯面に塗布して、歯面のエッチングを実施する。エッチングはシーラントを填塞する範囲を越えて行う。これはシーラントの辺縁の剝離や破折を防止するために大切な処置である。

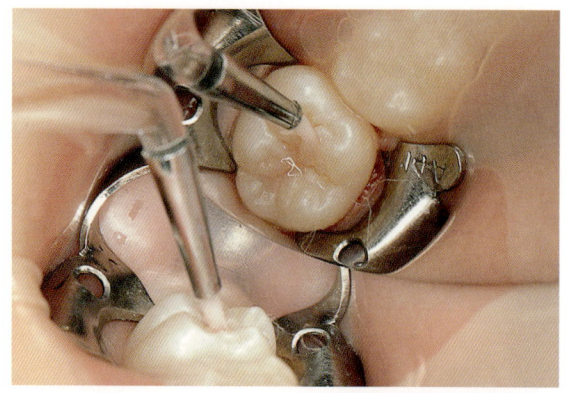
図2-5

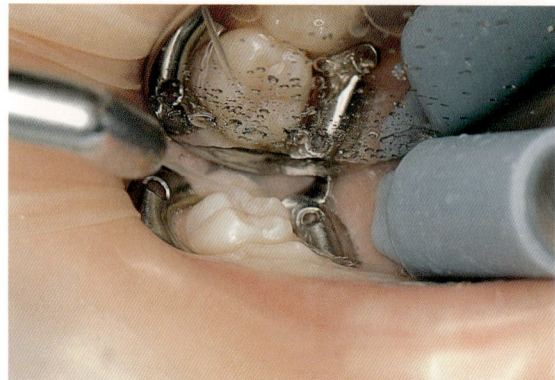
図2-6

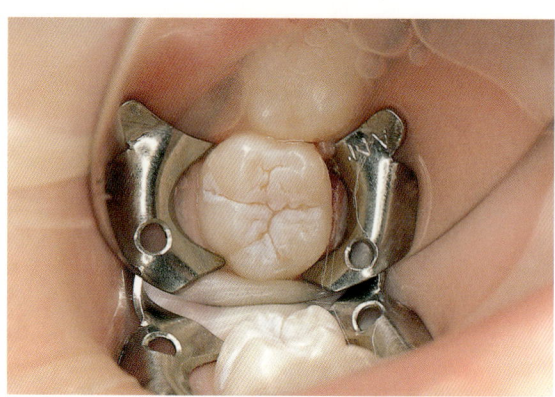
図2-7

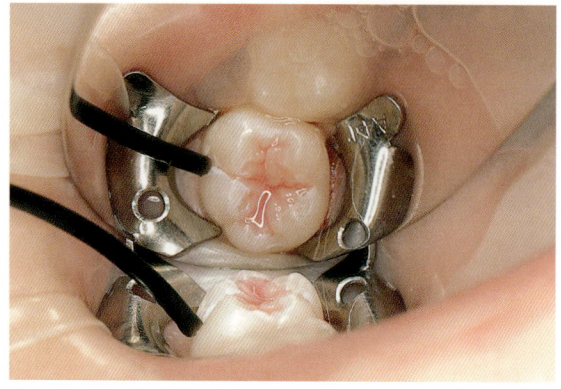
図2-8

　50％リン酸溶液を使用する場合のエッチング時間は30秒である。

　この場合、タイマーを使ってエッチング時間を正確に守り、再現性の良いエッチングを実施するように心掛ける。"エッチングはエナメル質への侵襲"と考え、気まぐれにおこなわないようにする（**図2-5**）。

　エッチング後の水洗は十分におこない、リン酸溶液が歯面に残らないようにする。これはリン酸が歯面に少しでも残っていると、水分の表面張力を小さくしてしまい、歯面の十分な乾燥を妨げるからである（**図2-6**）。

　水洗後、歯面を気銃で十分に乾燥させる。

　歯面が十分に乾燥していると、酸蝕されたエナメル質が白濁した歯面として、小窩裂溝周辺に認められる（**図2-7**）。

　シーラントを填塞、硬化させるまで、この白濁した歯面に唾液などが触れないようにすることが肝要であって、これはシーラントの齲蝕抑制効果を左右する因子の一つとなる。

この症例では、リン酸によって酸処理した歯面の範囲とシーラントの塗布範囲を明示するために、ピンク色のシーラントを用いているが、シーラントは直接アプリケーターで小窩裂溝部に流し込むように填塞する。次いで、頰側面溝の小窩にもシーラントを填塞する（**図2-8**）。

填塞したシーラントが過不足なく小窩裂溝部にゆきわたっていることを確認する。

また、シーラント内に気泡が混入していないかどうかも確認した後に、可視光線照射器を用いて、青色光線（波長450～470nm）を一歯面について20秒間照射して、シーラントを硬化させる（**図2-9, 10**）。

網膜保護のために、オレンジフィルターを通して照射野を直視する。フィルターなしで、眩しいからといって、目をそむけるようなことは避けて、常にフィルターを用いて、施術野を注視するようにする。

光照射後に、探針でシーラントの硬化を確認し、硬化したシーラントの表面を

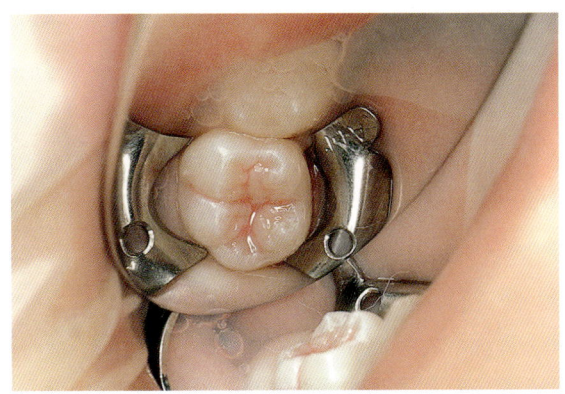
図2-9

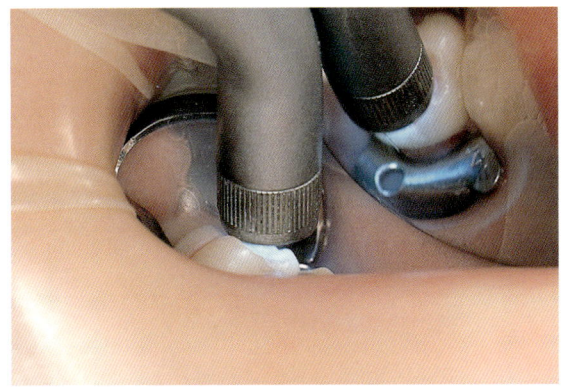
図2-10

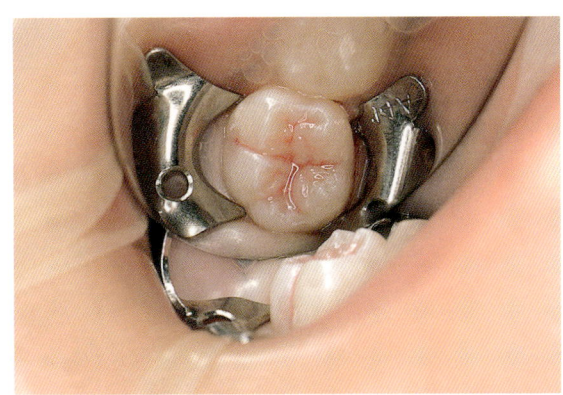
図2-11

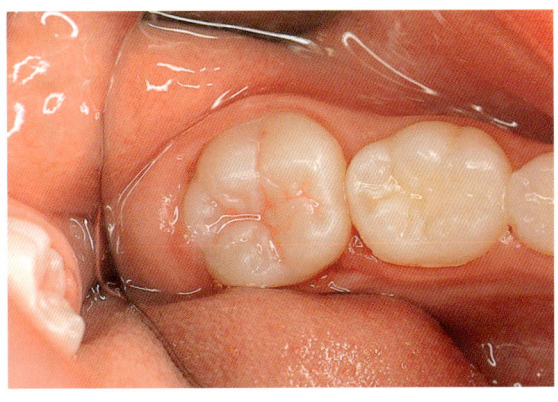
図2-12

アルコール湿綿球で拭ってから、ラバーダムを撤去し、処置を終わる（**図2-11, 12**）。

最近、広く用いられるようになった、フッ素徐放性シーラントの塡塞法も基本的には前述の方法と変りはないが、エッチングに使うリン酸はチクソトロピー性*のゲルとなっており、使用前によく振って液状にしてから用いるようにすることと、エッチング時間が40秒となっている点に注意が必要である。

（**図2-13～16**）に歯冠色のフッ素徐放性シーラントの塡塞例を示した。アプリケーターのノズルが細くなっているのは使い易いが、歯冠色のシーラントを用いる場合には、使用前にアプリケーターをバイブレーターにかけてシーラント材をよく懸濁させ、色素の分離を防止すると良い。

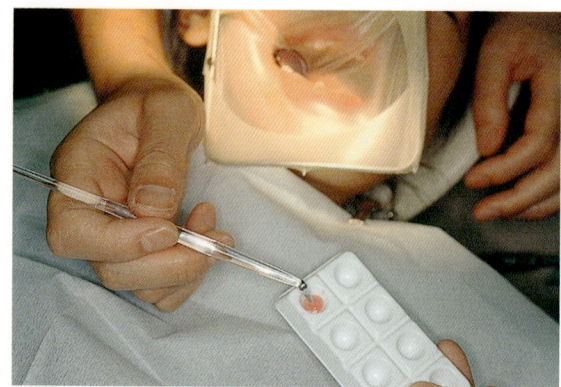

図2-13

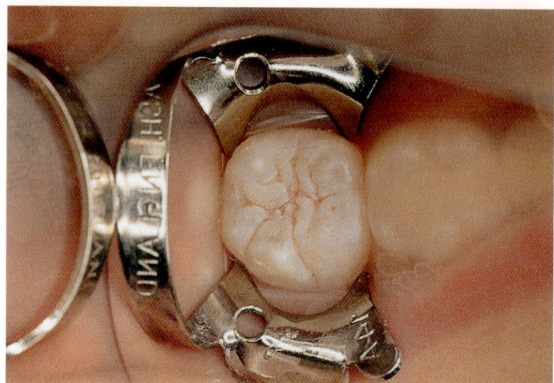

図2-14

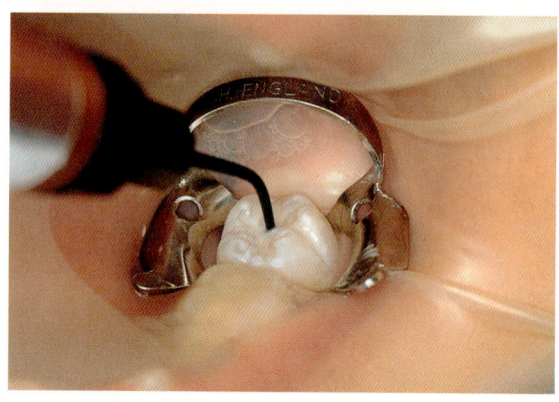

図2-15

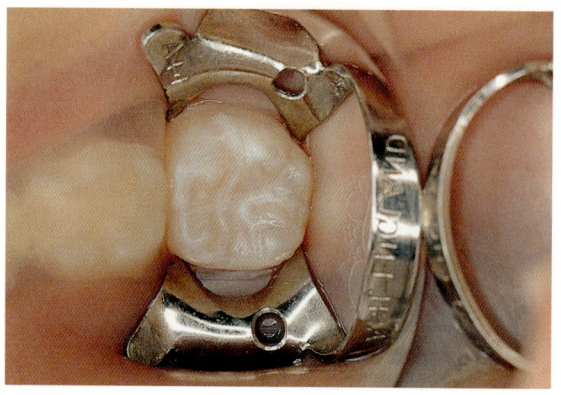

図2-16

---

*（脚注）：チクソトロピー性：静置した状態ではゲル状であるが、ゲルに振動を与えると液状となり、そのまま放置すると再びゲル状にもどる性質をいう。

3．小窩裂溝内洗浄塡塞法

（図2-17）は無色のシーラントを健全歯と判断した歯の咬合面の小窩裂溝に塡塞したものを研磨標本にした顕微鏡所見（×8）である。裂溝の内部には異物が詰まっており、裂溝内歯面には初期齲蝕と思われる部分（矢印）も認められる。

シーラントは裂溝の入口をしっかりと封鎖していて、臨床的には塡塞状態は良好であると判断される状態である。このような状態が維持されている限り、裂溝内面の齲蝕は進行しないことが、いろいろな研究結果から知られている。

しかし、シーラントが剥離して、裂溝の封鎖状態が不完全になれば、裂溝内歯面に見られる初期齲蝕は広がってしまうであろう。

このような危惧を抑えるためには、シーラントを塡塞する前にできるだけ小窩裂溝の内部の異物を除去することが望ましい。

（図2-18）は小窩裂溝齲蝕罹患歯を対象に、小窩裂溝内を物理化学的に洗浄した後に、シーラントを塡塞した歯を研磨標本にした、顕微鏡所見（×10）である。

この物理化学的洗浄法を用いたシーラント塡塞法を小窩裂溝内洗浄塡塞法と呼んでいる。

この標本では、期待通りに裂溝内が清掃され、エッチングも裂溝底部まで行き届いて、シーラントもしっかりと裂溝内面に接着しているように見える。

しかし、このケースでは、たまたま裂溝の入口が齲蝕で破壊されて裂溝が広がっていて、シーラントが裂溝底部まで浸入したとも考えられる。

竹内京子博士の研究（1983）は感染歯質の溶解剤

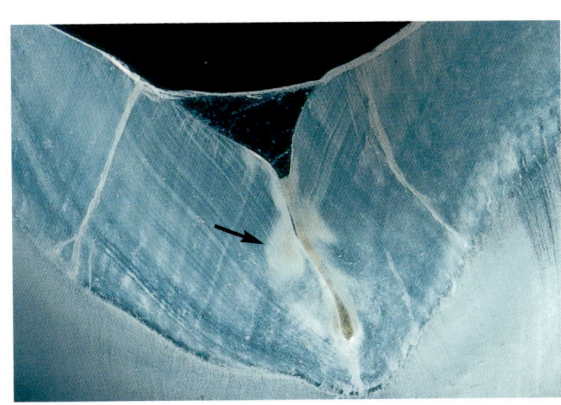

図2-17

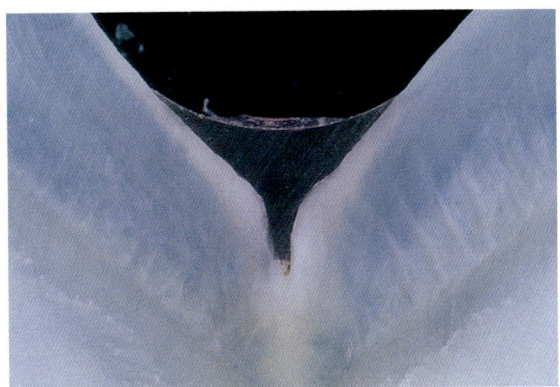

図2-18

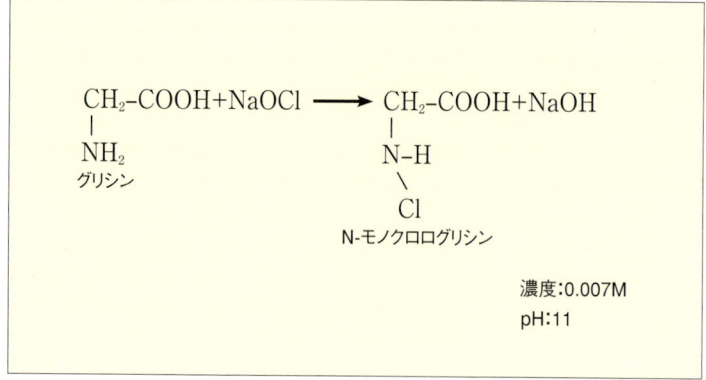

図2-19　GK-101液の生成過程

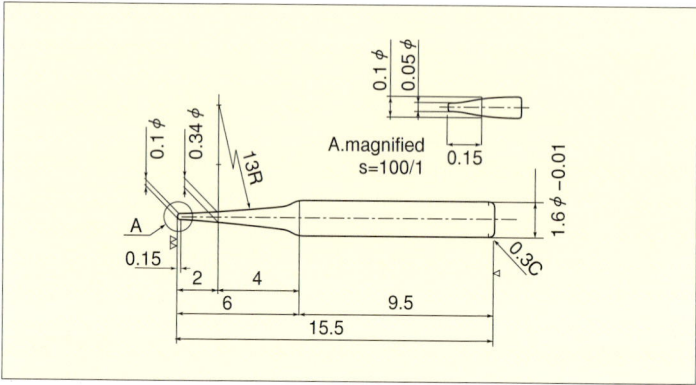

図2-20a　スクラッチポイント

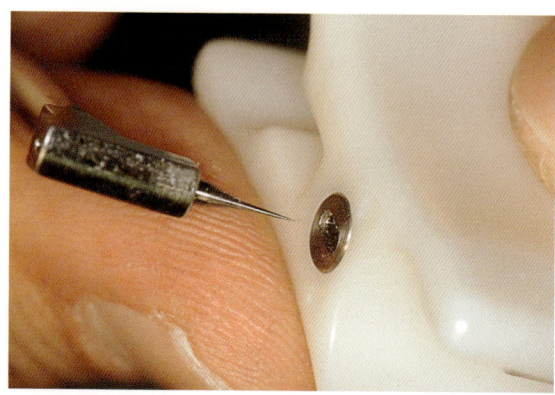

図2-20b

として現在用いられているカリソルブの前身ともいうべきGK-101液（**図2-19**）と小窩裂溝内洗浄用に開発したスクラッチポイント（**図2-20a, b**）を用いた小窩裂溝清掃法によって、1）小窩裂溝がどのように清掃されるか、2）それがシーラントの小窩裂溝内への浸入度にどのような影響を与えているか、そして、3）この清掃手段を用いることによって、小窩裂溝内歯表面の酸処理効果と、その結果として期待できるシーラントの投錨効果（タグ形成）はどのように変化するかの3点を明らかにしている。

ヒトの第一小臼歯を歯軸と平行に、頬舌的に切断してみると、咬合面小窩裂溝の形態は浅いV字状ないしU字状のものから、深く狭い溝状ないし棍棒状のものまで、様々なものが観察される。

そこで、これらの小窩裂溝を（**図2-21**）に示すように、清掃が容易なものと困難なものに大別して、裂溝内部の清掃効果を判定した。この場合、対照とした清掃法は、通常のシーラント填塞

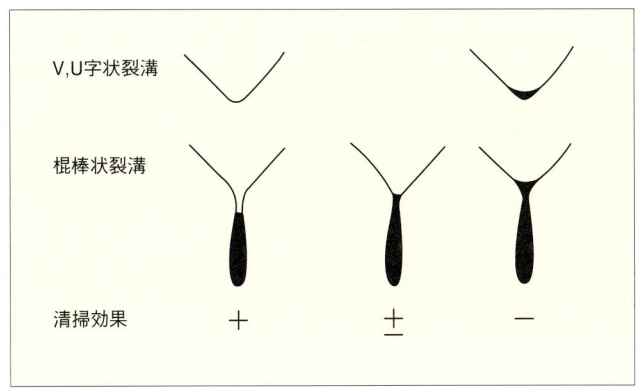

図2-21　小窩裂溝清掃効果の判定基準

表2-1　GK-101液とスクラッチポイントによる清掃効果(浅い裂溝の場合)

清掃効果	実験群	対照群
＋	9	4
－	0	4
計	9	8

表2-2　GK-101液とスクラッチポイントによる清掃効果(深い裂溝の場合)

清掃効果	実験群	対照群
＋	9	4
±	6	7
－	0	4
計	27	28

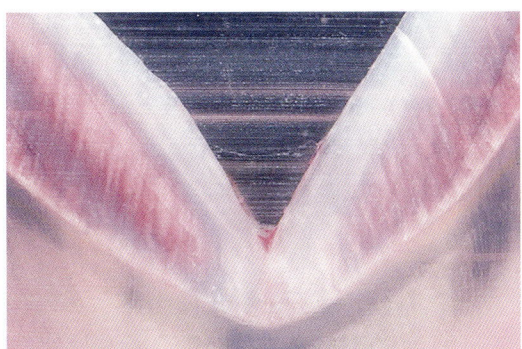

図2-22　判定：清掃効果－

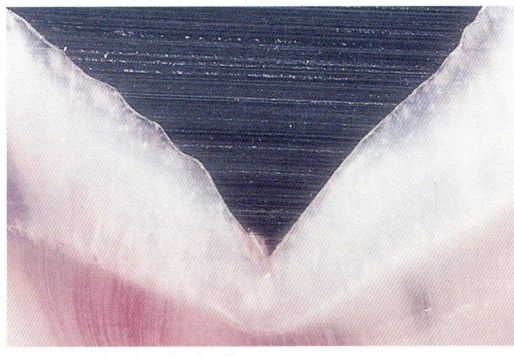

図2-23　判定：清掃効果＋

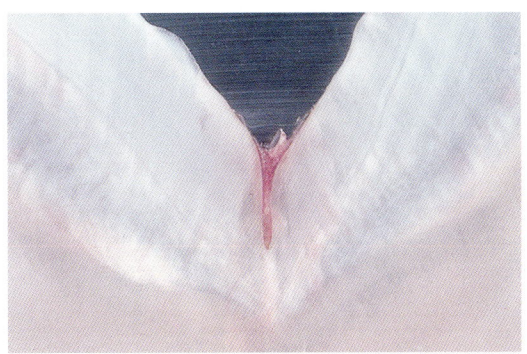

図2-24　判定：清掃効果－

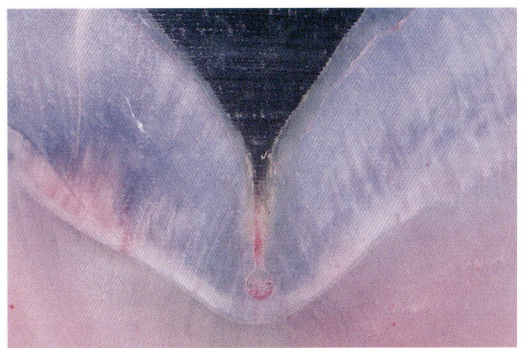

図2-25　判定：清掃効果＋

時に行う、注水下にブラシコーンを用いる清掃法とした。

結果は（**表2-1, 2 および図2-22〜25**）に示すように、GK-101液とスクラッチポイントを用いると、通常の清掃法を用いた場合よりも、きれいに小窩裂溝が清掃され、その効果は特に、深く狭い裂溝の清掃で明らかであった。

深く狭い裂溝の齲蝕感受性が高いことを考え合わせると、この方法は臨床的に有意義な清掃法であるということができる。

（**図2-26**）は臨床的には初期の小窩裂溝齲蝕と診断される状態であるが、この小窩裂溝をGK-101液とスクラッチポイントで洗浄してみると、（**図2-27**）に示す状態となり、肉眼的にもシーラント填塞の適応歯と判断されるのである。

次に、GK-101液とスクラッチポイントを用いて小窩裂溝を清掃してからシーラントを填塞するとシーラントの小窩裂溝内への浸入度にどのような影響が見られるかを（**図2-28**）に示す判定基準によって、対照と比較検討した。

結果は（**表2-3, 4 および図2-29〜32**）に示すように、浅い裂溝では差が見られなかったが、深く狭い裂溝ではシーラントの浸入度に明らかな差が認められた。すなわち、裂溝の入口の部分が狭窄しているような、深く狭い裂溝内にも、狭窄部を越えてシーラントが浸入するものが多いことが示された。

言い換えれば、清掃が容易な浅い裂溝、すなわち齲蝕感受性が低い部位は、通常のシーラント填塞法によっても、十分なシーラントの浸入が期待できるが、深くて狭い裂溝、言い換えれば齲蝕感受性が高い部位には、小窩裂溝内洗浄法を用いてからシーラント填塞を行う方が、小窩裂溝内へのシーラントの浸入度が高いということができる。

これまでの研究で、GK-101液とスクラッチポイントを用いて小窩裂溝を清掃

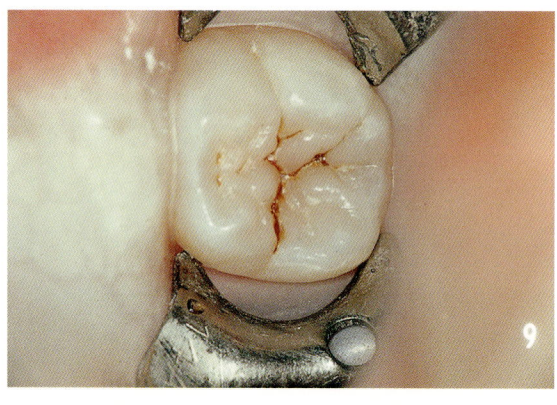

図2-26

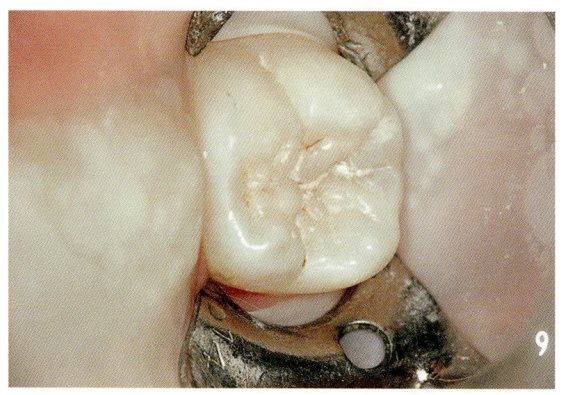

図2-27

シーラント填塞のテクニック

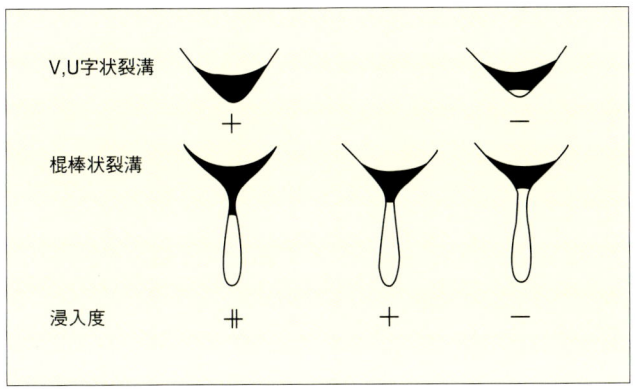

図2-28 シーラント浸入度の判定基準

表2-3 シーラント浸入度（浅い裂溝の場合）

シーラント浸入度	実験群	対照群
＋	9	8
−	0	0
計	9	8

表2-4 シーラント浸入度（深い裂溝の場合）

シーラント浸入度	実験群	対照群
++	10	1
+	1	4
−	0	7
計	11	12

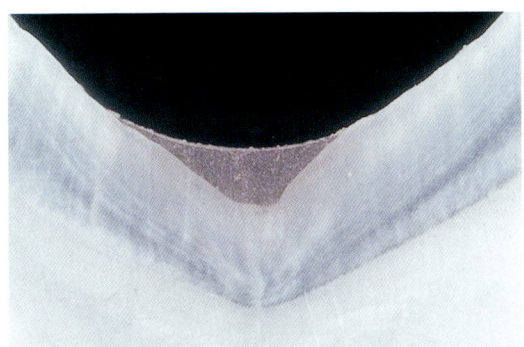

図2-29 判定：浸入度＋

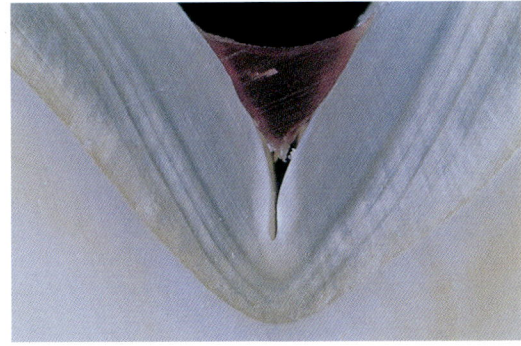

図2-30 判定：浸入度−

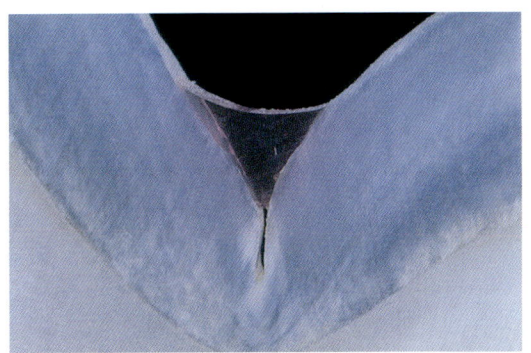

図2-31 判定：浸入度＋

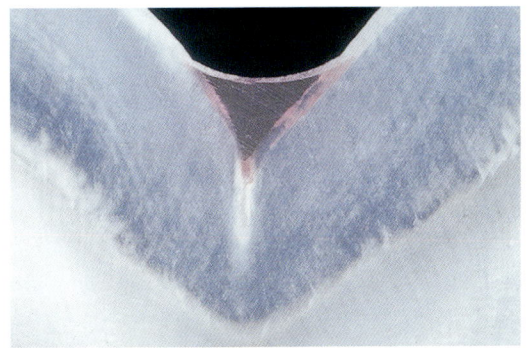

図2-32 判定：浸入度++

すると、従来の方法では清掃が困難な深く狭い小窩裂溝を効果的に清掃し得ることが明らかとなった。これらのことから、裂溝内歯面のエッチングを容易にし、それによってシーラントの投錨効果（タグ形成）も確実となると考えられるが、これは確認する必要があった。

そこで三番目に、小窩裂溝内歯表面に対するリン酸による酸処理効果を確認することを目的に、小窩裂溝をGK-101液とスクラッチポイントで清掃したもの（実験群）と、通常の臨床的清掃のみを実施したもの（対照Ⅰ）、およびGK-101液の代わりに蒸留水を用いて、蒸留水とスクラッチポイントで清掃したもの（対照Ⅱ）を、それぞれリン酸で歯面処理してから、シーラント塡塞を行った。

これらの歯を10％硝酸に浸漬して、歯を完全に溶解させた後に、シーラントを取り出して、シーラントと小窩裂溝内歯面の接着界面を走査電子顕微鏡（以下SEMと略す）で観察した。

（図2-33, 34）はこれらの試料の、実験群と対照ⅡのSEM像であって、実験群ではスクラッチポイントによる条痕に沿って、特に明瞭なタグ形成が認められるとともに、小窩裂溝内歯表面全面にわたって、良好なタグ形成が認められた。

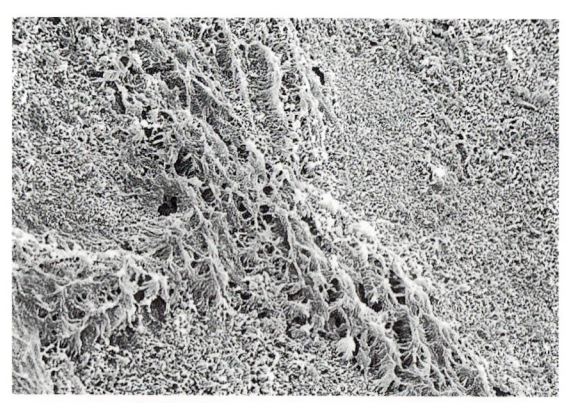

図2-33 実験群

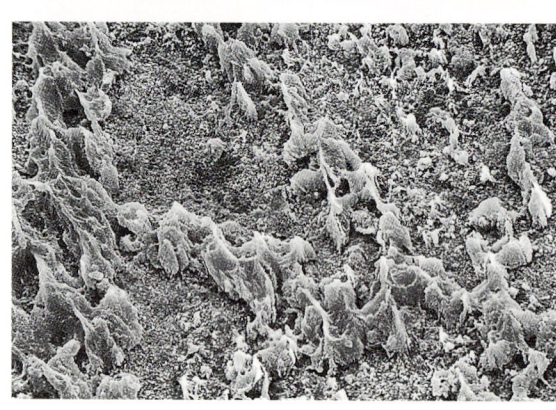

図2-34 対照Ⅱ

```
ラバーダム防湿
  ↓
ブラシコーンと注水による歯面清掃
  ↓
視診・触診による小窩別齲蝕診断
  ↓
GK-101液とスクラッチポイントによる
小窩裂溝清掃（$C_0, C_1$の場合）
  ↓
水洗・エッチング・水洗・乾燥
  ↓
シーラント塡塞
  ↓
定期検診
```

表　小窩裂溝内洗浄塡塞法

これに対して、GK-101液の代りに蒸留水を用いた対照Ⅱでは、スクラッチポイントによる条痕に沿って良好なタグ形成は見られるが、その他の歯表面には実験群のような良好なタグ形成は認められなかった。

　これらの結果はGK-101液の化学的清掃効果を実証したものであって、GK-101液とスクラッチポイントによる小窩裂溝の清掃が、リン酸による小窩裂溝内歯面のエッチングを効果的なものとし、それがシーラントの小窩裂溝内歯面全面へのタグ形成を可能にしたものであった。

　そして、これらの所見は、GK-101液を併用した臨床試験において、シーラントの良好な保持が見られたことの裏付けとなっている。

　(図2-35〜38)はC1と診断された5 4|の小窩裂溝に対して、小窩裂溝内洗浄填塞法によって、歯冠色のフッ素徐放性レジンシーラント(商品名：クレアシールF-1)を填塞した症例である。このシーラントは、その構成成分であるフッ素ポリマーをフッ素の徐放源としているのが特徴である。填塞法そのものは、前述のように、通常のシーラントと変りはない。

　(図2-35)はGK-101液とスクラッチポイントによる小窩裂溝清掃を行う前の所見であり、(図2-36)は洗浄後の所見である。肉眼で観察しても明らかなように、初期齲蝕罹患小窩裂溝が効果的に清掃されている。

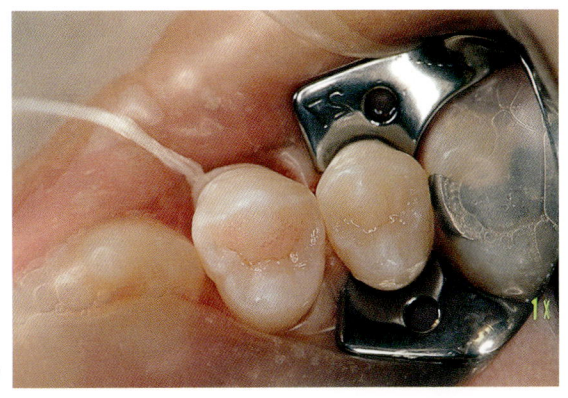

図2-35

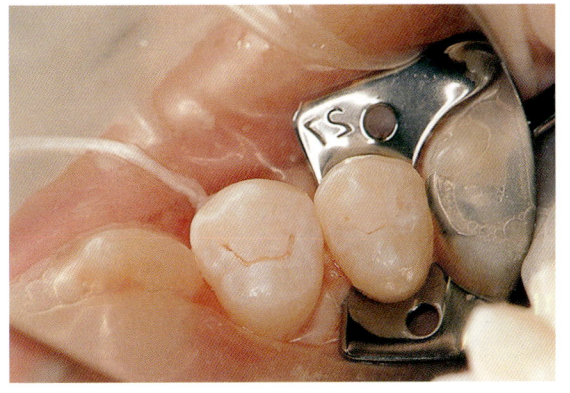

図2-36

また、歯冠色シーラントを塡塞した咬合面の審美性も良好である（**図2-37, 38**）。

なお、現在、GK-101液は製造されていないので、それに替えて、10％次亜塩素酸ナトリウムゲル（商品名：ADゲル）が使用されている。

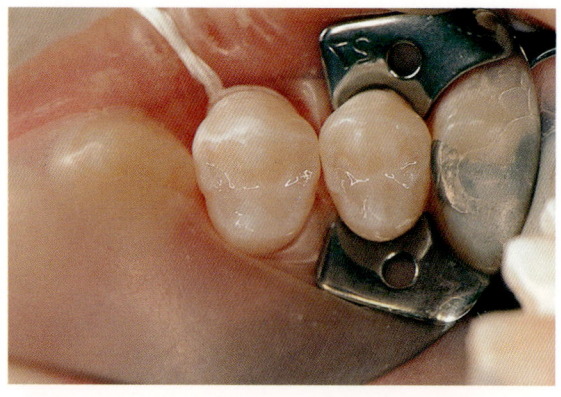

図2-37

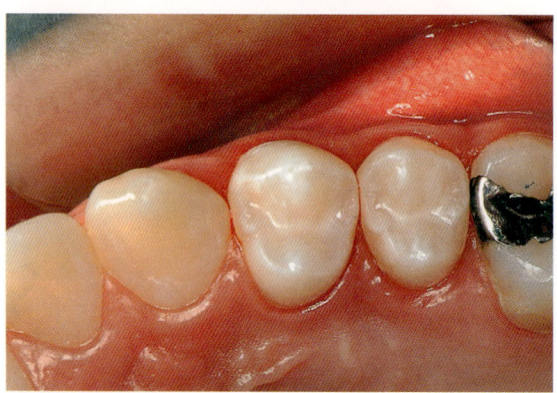

図2-38

ウレタン系の接着性レジンにグラスアイオノマー硬化物微粉末をフィラーとして含んでいるフッ素徐放性シーラント（商品名：フルオロシーラント）も臨床で用いられている。これは構成成分の特性から、グラスアイオノマーセメントと同程度のフッ素徐放能を持っていると言われている。

この材料も塡塞法そのものは、通常のシーラントと変りはない。

（**図2-39〜45**）はフルオロシーラントの塡塞法を示している。エッチングやシー

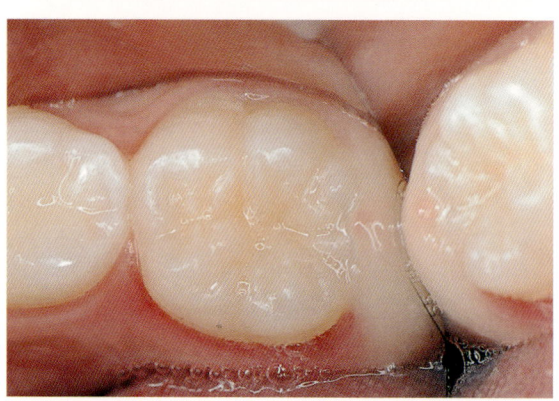

図2-39

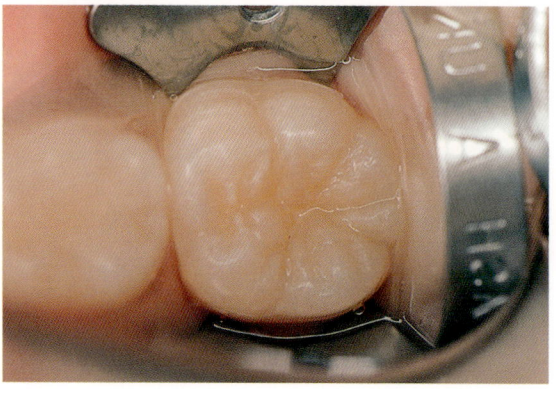

図2-40

ラント填塞のためにディスポの小器具（**図2-42, 43**）が用意されているのは便利である。

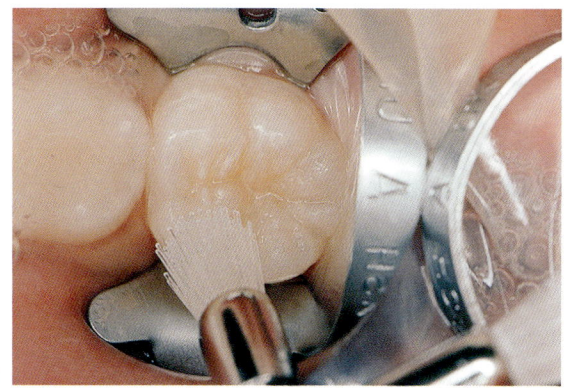

図2-41

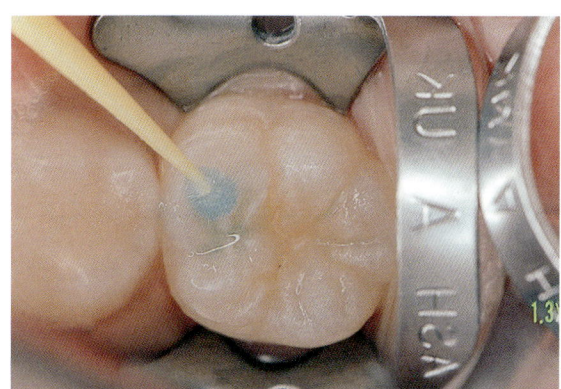

図2-42

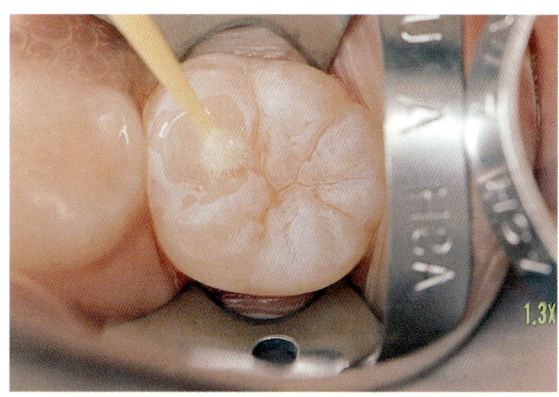

図2-43

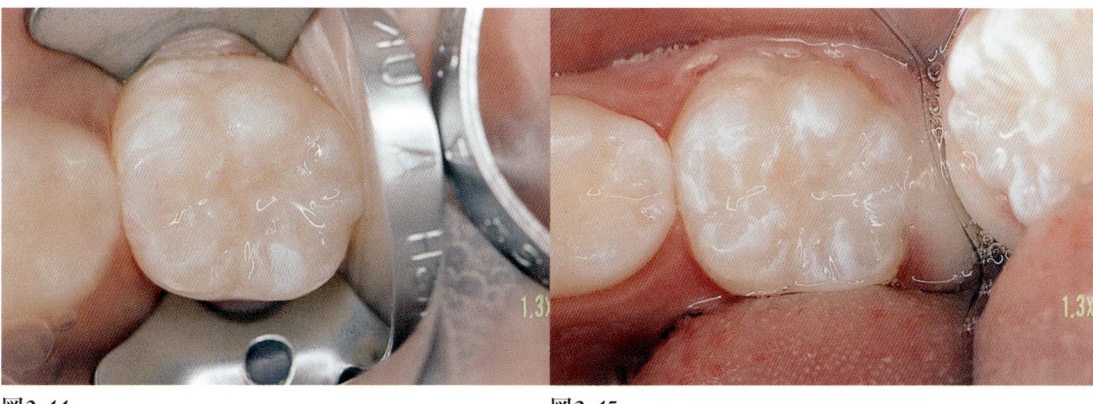

図2-44　　　　　　　　　　図2-45

第2章

4．幼若永久歯のコンビネーション修復法

　幼若永久歯の歯冠修復を行うにあたって注意する必要がある点は、1）歯冠の形態、ことに咬合面の小窩裂溝が咬耗されておらず、咬合面形態が複雑であること、2）歯質がむしろ乳歯に近い物理化学的性状を示し、環境の影響を受け易いこと、3）1）と2）の条件が複合して二次齲蝕を誘発し易いこと、の3点である。
　これらの観点から、幼若永久歯の歯冠修復においても、乳歯と同様に、EBS修復（エッチングボンディングシステム）の利点を生かした修復法を用いることが望ましい。

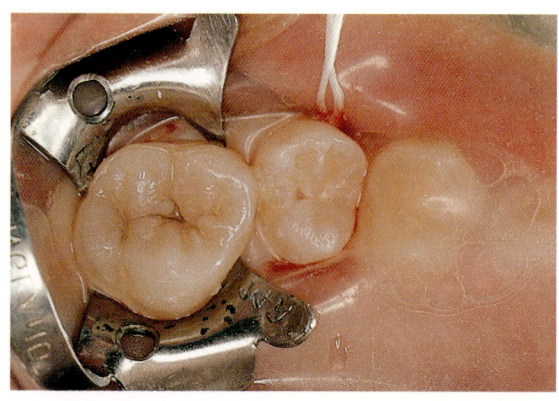

図2-46

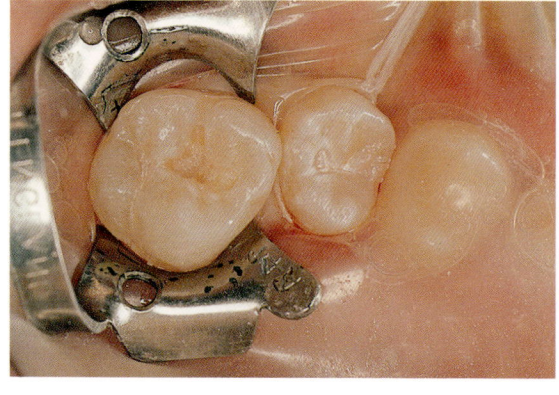

図2-47

　（図2-46〜49）に示す症例は12歳1か月の女子で、|5 6|の咬合面に小窩裂溝齲蝕を認めた症例である。
　この症例では、以下のような診断と治療計画のもとに処置を実施した。すなわち、C2と診断した|5の遠心小窩と|6の近心小窩には、それらの小窩に限局した窩洞形成を行い、光重合型コンポジットレジンによるEBS修復を実施する。その後、C0と診断した|5の近心小窩と中心溝の部分、および|6の遠心小窩から口蓋面溝にわたってシーラント填

塞を行う。そして、1歯面ずつ可視光線を照射して、一挙に修復材を硬化させる。

このような修復法をコンビネーション修復法と呼んでいるが、幼若永久歯の歯冠修復にあたっては、常に、歯質の削除量を最小限に抑える配慮が肝要である。

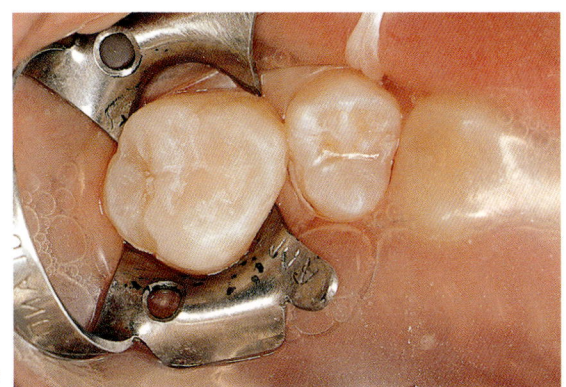

図2-48

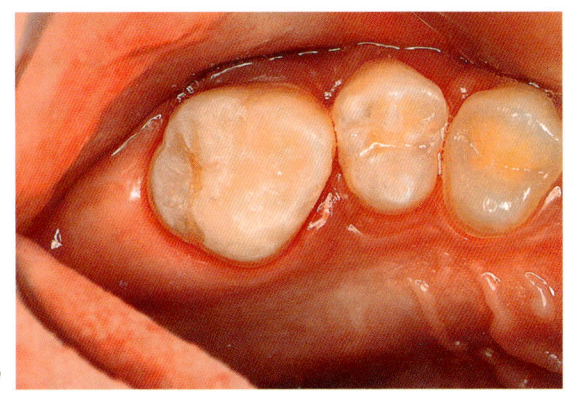

図2-49

第3章
シーラント塡塞に必要な基礎知識と臨床成績

この章の要点

　シーラントとして歯科臨床の場で用いられる材料は、少なくともエナメル質とシーラント材の膨張、収縮の差に耐え得る強い接着力を持っていなければならない。その上、生体に対して為害作用を示さないものでなければならない。この章では、このような観点から、シーラント塡塞に必要な基礎知識として、シーラント材の種類とその特性を解説する。

　1972年にシーラントについての研究を始めてから、これまでに開発されたいろいろなシーラントに関する臨床試験について、それらのシーラントを幼若な大臼歯や小臼歯に塡塞して、小窩裂溝齲蝕の予防や進行抑制効果を観察した結果を述べ、小児の口腔保健に果たすシーラントの役割を解説する。

　臨床試験結果として、塡塞後1～2年の短期成績と、塡塞後5～10年の長期成績を示す。

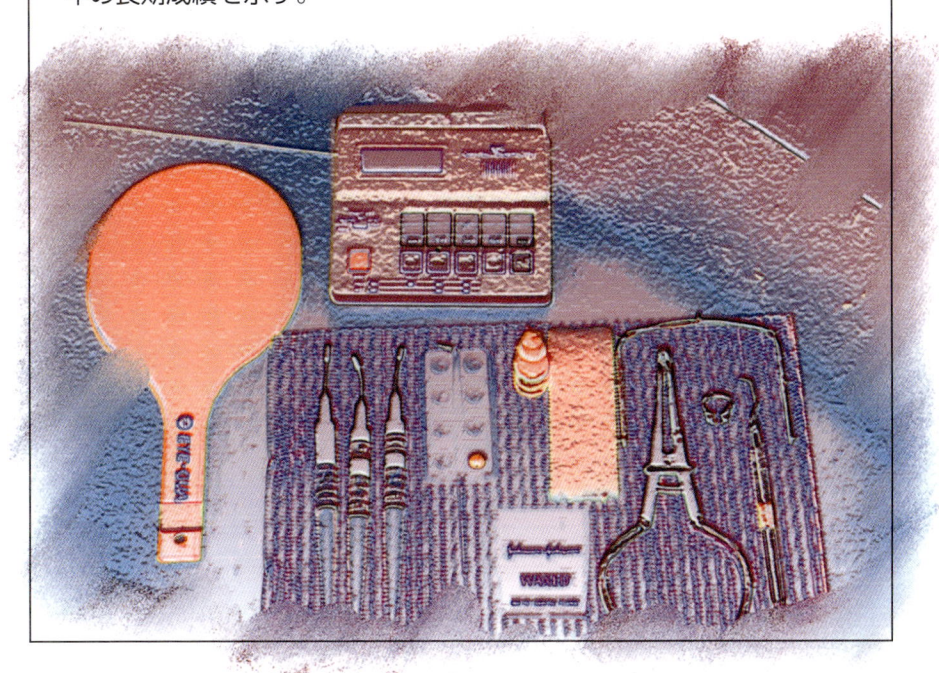

1．接着性レジンシーラントの開発と臨床応用

　増原英一先生と中林宣男先生たちが開発（1968）し、持田製薬が発売することになったシーラント（商品名：エナマイト）の共同研究を開始（1972）したのが、著者のシーラント研究の端緒となった。

　エナマイトも、はじめから発売に適した製品が生まれたわけではなく、まずメチルメタクリレート（MMA）と2-ヒドロキシ-3-フェノキシプロピールメタクリレート（HPPM）のブレンドモノマーが試作された。さらにシーラントにフィラーを入れたものと入れないものが試作されて、最初の臨床試験は乳歯を対象として実施された。

　幼稚園児の乳歯を対象とした、最初の臨床試験の結果（1973）はシーラントにフィラーは入れないほうが良いこと、そして歯冠全体を覆うのは好ましくないこと、という教訓をわれわれに与えた。

　また、エナメル質との接着力を強化するためにMMAと2-ヒドロキシ-3-ナフトキシプロピルメタクリレート（HNPM）をモノマーとするシーラントが開発され、粉末にMMAポリマー、そして触媒にトリブチルボラン（TBB）を用いる小窩裂溝塡塞材エナマイトが臨床で使用されることになった。すなわち、エナマイトは粉末（ポリマー）と液体（モノマー）を混ぜ合わせながら歯面に塡塞するタイプの、化学重合型シーラントであった（**図3-1**）。

　このエナマイトを使用したフィールド研究は小学校の保健室で、小学生（6～8

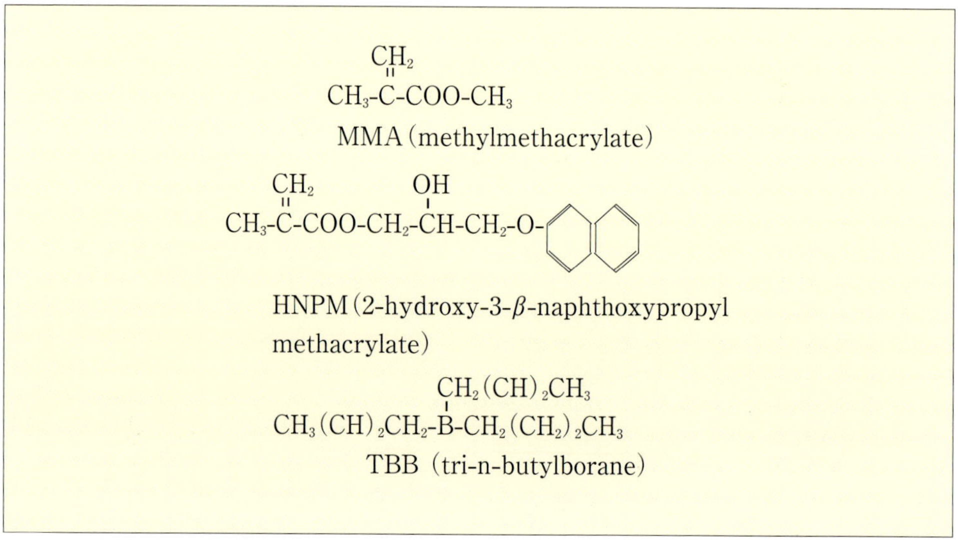

$$CH_3-\underset{\underset{CH_2}{\|}}{C}-COO-CH_3$$

MMA（methylmethacrylate）

$$CH_3-\underset{\underset{CH_2}{\|}}{C}-COO-CH_2-\underset{\underset{OH}{|}}{CH}-CH_2-O-\text{naphthyl}$$

HNPM（2-hydroxy-3-β-naphthoxypropyl methacrylate）

$$CH_3(CH)_2CH_2-\underset{\underset{CH_2(CH)_2CH_3}{|}}{B}-CH_2(CH)_2CH_3$$

TBB（tri-n-butylborane）

図3-1　エナマイト構成成分

歳)の第一大臼歯を対象に実施された。健全歯ばかりでなく、C0と診断した初期齲蝕罹患歯もシーラント塡塞の対象とした。初期齲蝕罹患小窩裂溝もシーラント塡塞の対象としたのは、初期齲蝕の進行抑制効果が期待できるかどうかを評価するためであった。

このフィールド研究の結果(1976)[1]は(図3-2)に示す通りであった。

この臨床成績はその後、新たに開発されたシーラントの臨床試験を行うための基礎となり、エナマイト以降の臨床試験は大学の附属病院の小児歯科診療室で行うことが可能となった。すなわち、片側に被験新材料を、対側にエナマイトを塡塞して、医療倫理上問題なく、新しいシーラントの臨床試験を進めることができるようになった。

次に使用した材料はデルトン(ジョンソン&ジョンソン)であった。デルトンは

図3-2　第一大臼歯咬合面の2年後のDF歯増加率と齲蝕抑制率(1976)

	被験歯数	健全あるいは塡塞歯数	DF歯数	DF歯増加率(%)	齲蝕抑制率(%)
エナマイト塡塞歯	100	68	32	32.0	57.1
対照歯	118	30	88	74.6	

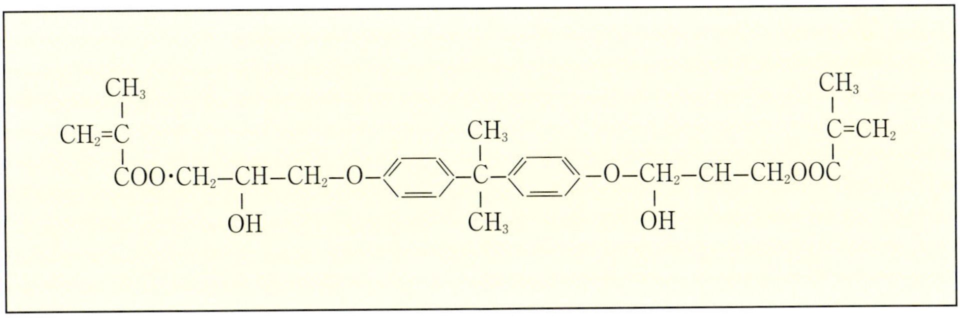

図3-3　bis-GMAの化学構造式

図3-4　エナマイトとデルトンの保持率(1978)

	塡塞歯数	シーラント脱落歯数	保持率(%)
エナマイト	165	14	91.5
デルトン	166	7	95.8

(平均観察時間:8.2ヵ月)　　$p>0.1$ ($\chi^2=2.383$)

(**図3-3**)に示すbis-GMAを主成分とする、2液型、すなわち、使用時にモノマーに触媒の液体を加えて、それを歯面に填塞するタイプの化学重合型シーラントで、粉液型のシーラントと比べて、臨床操作を手際良く行える利点があった。臨床試験は、片側にデルトンを填塞し、コントロール側にエナマイトを填塞して、第一大臼歯の小窩裂溝齲蝕の抑制効果を検討した。この臨床成績は(**図3-4**)に示す通りで、シーラント保持率についてはエナマイトとデルトンの間に有意差は認められなかった。

この研究報告(1978)[2]を証拠に、日本小児歯科学会理事会の支持を受け、これら二種のシーラントが健康保険医療に取り入れられたのは1978年であった。

2．シーラントの齲蝕抑制効果

シーラントにとって最も重要な性質の一つは、歯質、特に酸処理を施したエナメル質に対して大きな接着力を持っていることである。

材料自体の物理的性質を考えても、エナメル質と同じような性質を持つ材料の開発は難しく、たとえば口腔内の温度変化による材料の膨張、収縮はエナメル質と材料の間に間隙を生ずる原因となることは明らかである。シーラントの開発にとって重要なポイントの一つも、この難点を如何に克服するかにあった。

そして、シーラントとして歯科臨床の場で用いられるようになった材料は、少

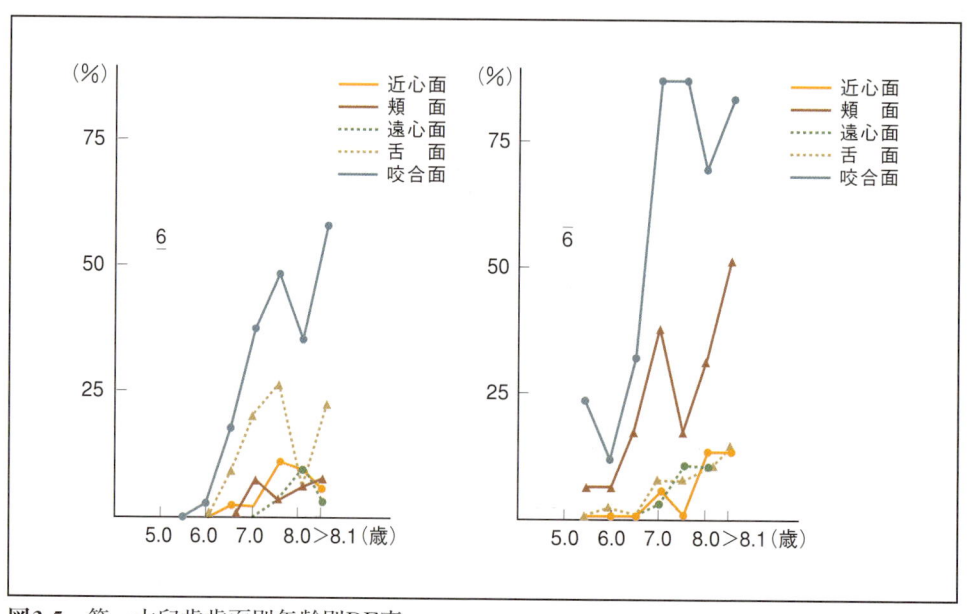

図3-5 第一大臼歯歯面別年齢別DF率

図3-6　エナマイトおよびデルトン填塞歯の齲蝕進行状態（カリエスメーター使用）（1978）

填塞時＼検査時	填塞歯数	≧600kΩ	600＞250kΩ	250kΩ≧	保持率(%)
In	222	206	5	11	92.8
C1	104	99	1	4	95.2
C2	5	5	0	0	100
計	331	310	6	15	93.7

なくともこの膨張、収縮の差に堪えることができる強い接着力を持っているものばかりである。

一方、歯科医師の立場からシーラント開発の重要性を考える動機付けとなったものは、その当時の小児の齲蝕罹患率、とりわけ第一大臼歯の齲蝕罹患歯面率であった。

（図3-5）は乳歯や幼若永久歯の齲蝕罹患率が非常に高く、小児の歯科医療の需給に著しいアンバランスが見られ、それが社会問題までになっていた時代の1971～2年に、鶴見大学歯学部附属病院小児歯科に来院した初診患児の第一大臼歯の齲蝕罹患歯面率を示している。

咬合面の小窩裂溝齲蝕、そして上顎ではそれにつながる舌側面溝、下顎では頬側面溝の齲蝕増加曲線の勾配が際立っているのに気付く。

われわれは、これらの齲蝕、すなわち小窩裂溝齲蝕を、何らかの手段によって抑制することができるならば、萌出後間もない時期に急速な罹患が目立つ第一大臼歯の齲蝕も、それ以外の歯面に見られる齲蝕増加曲線の程度に抑えられるのではないかと考えた。

1978年に、二種のシーラントが歯科医療手段として、健康保険医療の対象となったことは先に触れたが、歯を削らなくても良い手段であるシーラント填塞が、初期小窩裂溝齲蝕の進行抑制処置として保険医療に組み込まれたことは、歯の原形（integrity）を守ることの重要性を考えた時、子供たちの歯科保健のために意義あることであった。

この研究[2)]では、齲蝕診査時に小窩裂溝の電気抵抗値（kΩ）を計測して、それとシーラントの保持率の関連性も検討した。

（図3-6）に見られるように、250kΩ以上の電気抵抗値を示すもの、すなわち齲蝕が象牙質まで進行していないと判断される程度の齲蝕、すなわちエナメル質齲蝕と判断されるものは、シーラント填塞の対象とし得ることを示している。

1980年代には、光重合型のシーラントが開発され、臨床に用いられるようになった。

光重合型シーラントの長所は、小窩裂溝にシーラントを填塞した際に、歯面に

図3-7 光重合型シーラント、デルトンLC, ティースメイトAの歯群別保持率（1986）

歯群	シーラント	填塞歯数	保持歯数	シーラント保持率（%）
大臼歯	ティースメイトA	52	50	96.2
	デルトンLC	52	51	98.1
小臼歯	ティースメイトA	14	14	100
	デルトンLC	14	14	100

塗布されたシーラントの量の過不足を調整、確認してから、可視光線（波長：440～490nm）照射によってシーラントを重合させることができる、時間的な余裕がある点である。

鶴見大学歯学部附属病院小児歯科診療室で行った、デルトンLC（ジョンソン＆ジョンソン）とティースメイトA（クラレ）の比較試験[3]は、来院患児の大臼歯と小臼歯咬合面を対象に、片側にデルトンLC、対側にティースメイトAを填塞して平均1年7ヵ月の経過を観察したものであった。

経過観察の結果は（図3-7）に示す通りである。この比較試験の結果、齲蝕が進んでしまい、コンポジットレジン修復をしなければならなかった歯は1～2歯に過ぎなかった。

3．小窩裂溝内洗浄填塞法の効果

シーラントは小窩裂溝齲蝕の予防手段だけでなく、初期齲蝕の進行抑制手段として応用し得ることとなったが、そのために開発したのが裂溝内洗浄填塞法（Irrigation Sealing System）である。

これはシーラント填塞に先立って、GK-101液とスクラッチポイントを用いて小窩裂溝内を物理化学的に清掃する方法であることは、第2章で具体的に説明した。

スクラッチポイントとGK-101液で小窩裂溝内を清掃すると肉眼的にも（図3-8）に示すような小窩裂溝の清掃効果が見られた。この方法についての研究[4]は小窩裂溝を形成している歯表面の酸処理効果を高め、填塞されたシーラントのタグ形成を効果的にすることを明らかにしている。

（図3-9a, b）はGK-101液とスクラッチポイントによって清掃した後に、シーラントを填塞して、その後に歯質を溶解させて、シーラントと小窩裂溝の界面をSEM観察した所見である。GK-101液の代わりに蒸留水とスクラッチポイントによって清掃したもの（図3-9c, d）に比べて、小窩裂溝を形成している歯表面へのタグ形成は明らかに緻密となっている。

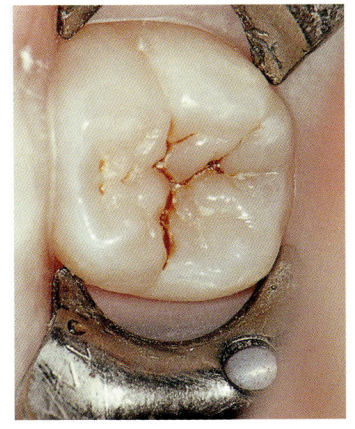

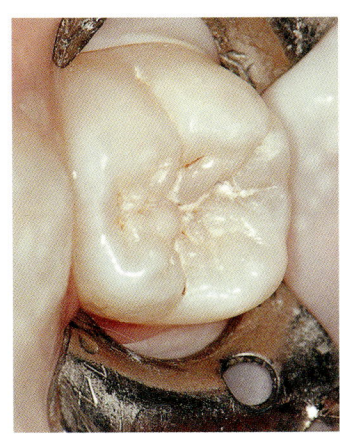

図3-8a（左） 初期齲蝕罹患小窩裂溝（⑥）

図3-8b（右） GK-101液とスクラッチポイントで裂溝内を洗浄した直後の所見（⑥）

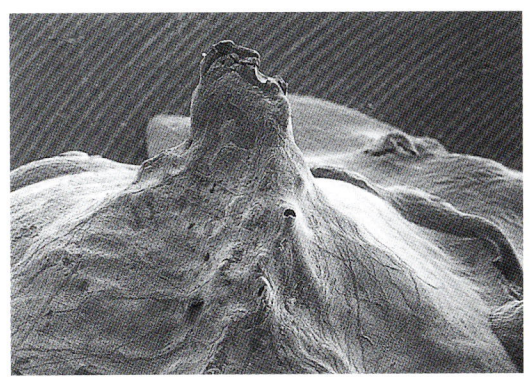

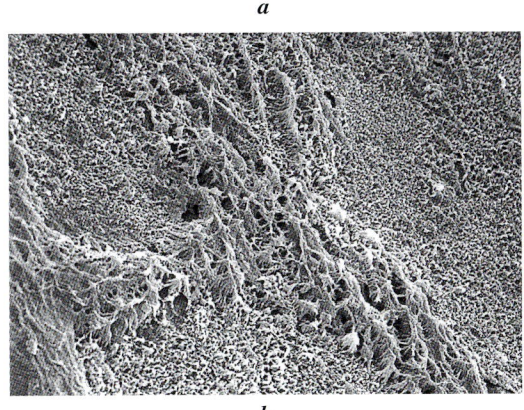

図3-9a, b GK-101液とスクラッチポイントで洗浄した後に填塞したシーラントと裂溝内面との界面を示すSEM所見（*a*：×30, *b*：×1,000）

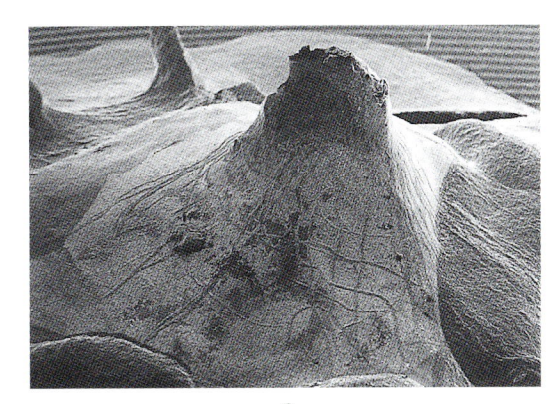

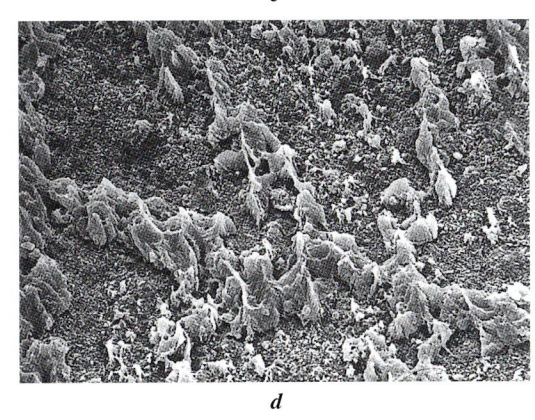

図3-9c, d 蒸留水とスクラッチポイントで洗浄した後に填塞したシーラントと裂溝内面との界面を示すSEM所見（*c*：×30, *d*：×1,000）

　現在では、GK-101液は製造されていないので、われわれは代わりに次亜塩素酸ナトリウムゲル（商品名：ADゲル）を用いて、填塞前の小窩裂溝の清掃を行っている。

4．フッ素徐放性シーラントの理工学的特性と臨床成績

　最近では、歯面に塗布したシーラントからフッ素を徐々に放出する能力を持ったシーラントが開発され、臨床に用いられている。

　シーラントから放出されたフッ素は、シーラント周辺の酸処理されたエナメル質に取り込まれ、エナメル質の耐酸性を高めることも確認[5]されている。現在市販されているフッ素徐放性シーラントにはフッ素徐放性ポリマーを含有するもの（ティースメイトF-1、クラレ）とグラスアイオノマー系フィラーを含有するもの（フルオロシーラント、松風）がある。

　ティースメイトF-1の理工学的特性は（図3-10）に示す通りである[6]。

　物理的な小窩裂溝塡塞効果があるばかりでなく、また、（図3-11）に示すように、ポリマーにフッ素が結合しており、このポリマーが（図3-12）に示すような化学反応によってフッ素イオンを徐々に放出し

図3-10　ティースメイトF1の理工学的特性

	Teethmate-F1
曲げ強度（kg/cm^2）	76
未重合層（μm）	18
粘度（cp）	200
牛歯エナメル質の対する接着強さ（Mpa）	16.9

（クラレ社資料、2000）

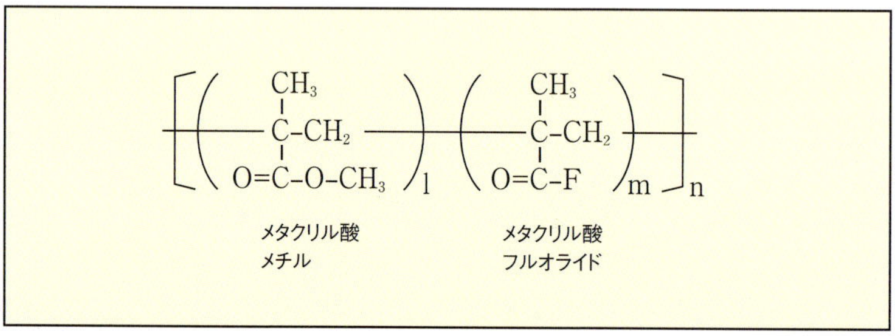

図3-11　フッ素徐放性ポリマーの化学構造式

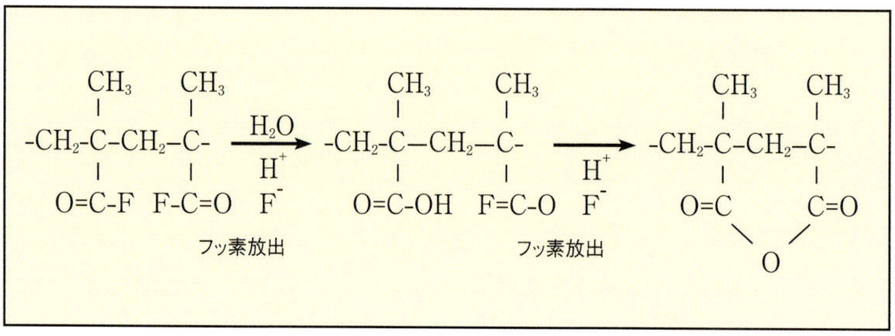

図3-12　フッ素徐放機構

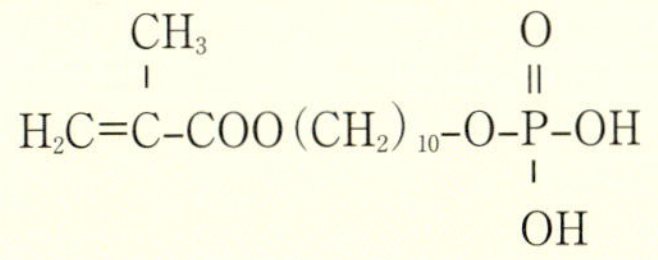

図3-13 接着性モノマー（MDP）の化学構造式

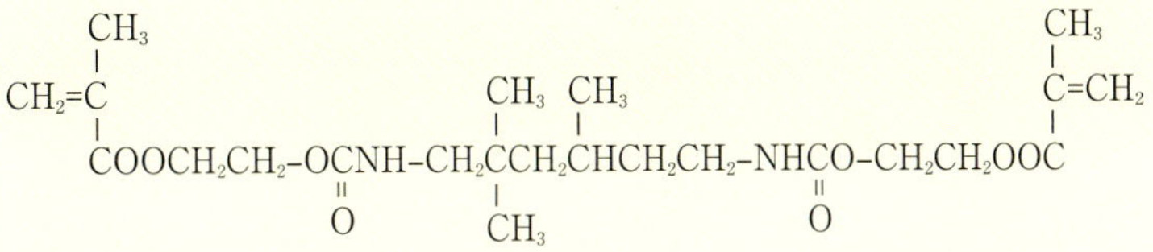

図3-14 2-2-4トリメチルヘキサメチレンジウレタン（UDMA）の化学構造式

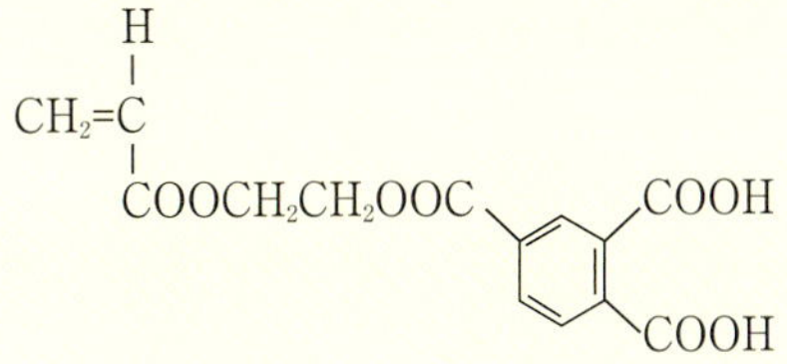

図3-15 接着性モノマー4-アクリロキシエチルトリメリット酸（4-AET）の化学構造式

て、周囲のエナメル質にフッ素を供給する能力がある。なお、ティースメイトF-1の接着性モノマーはMDP（**図3-13**）であり、ティースメイトAと同じ接着耐久性を持っている。

一方、フルオロシーラントはウレタン系レジン（**図3-14**）に、接着性モノマーは4-METAの誘導体である4-AET（**図3-15**）が用いられていて、優れた接着性を示す。また、シーラントの構成成分であるPRGフィラー（松風）から徐々に放出されるフッ素が周辺エナメル質に取り込まれ、歯質の強化に役立っていることも確認されている[7]。

ティースメイトF-1を来院患児の大臼歯と小臼歯418歯の咬合面小窩裂溝に塡塞して、平均観察期間1年1ヵ月の経過観察を行ったところ、（図3-16）に示す通り、シーラントの完全保持歯は349歯（83.5％）、一部脱落歯は54歯（12.9％）、完全脱落歯は15歯（3.6％）であった。そして、シーラント塡塞部位の齲蝕が進行していたものは皆無であった[8]。

日本人の幼若永久歯の齲蝕罹患率は依然として高率であり、しかもその主役を咬合面小窩裂溝齲蝕が演じていることを考え合わせると、シーラントF-1は従来の光重合型シーラントと同じように咬合面

図3-16 歯群別 Teethmate-F1 保持率（2001）

歯　群	填塞歯数	完全保持歯数（%）	一部脱落歯数（%）	全部脱落歯数（%）
小臼歯	161	145（90.1）	12（7.4）	4（2.5）
大臼歯	257	204（79.4）	42（16.3）	11（4.3）
計	418	349（83.5）	54（12.9）	15（3.6）

（平均観察期間：1年3か月）

図3-17 シーラントの長期観察（平均経過年数6.0年）（1999）

シーラント材	填塞数	咬合面シーラント	咬合面RF	咬合面保護効果（%）
デルトン	32	21	11	65.6
ティースメイトS	11	10	1	91.0
ティースメイトA	107	86	21	80.4
ティースメイトF	14	13	1	92.9
計	164	130	34	79.3

RF＝CR修復

小窩裂溝齲蝕の予防と進行抑制に大きな役割を果たし得るものと考えている。

第35回日本小児歯科学会大会（1997）では、主催校の要請によるテーブルクリニックを行ったが、その主題は「填塞したシーラントは5年、10年経ったらどうなるか」というものであった。

そこで、鶴見大学歯学部付属病院小児歯科診療室において、1986年から1992年にシーラント填塞の処置を受けて、シーラント填塞後5年経過した後もなお、小児歯科診療室に通院を続けている患児49名、164歯を対象として、シーラントの填塞状態を診査した。

填塞されていたシーラントは4種類で、化学重合型のデルトンとティースメイトS、および光重合型のティースメイトAとティースメイトFであった。

これらの診査結果は（**図3-17**）に示す通りである[9]。

なかには填塞後10年以上経過していたものもあったが、平均経過期間は6年0ヵ月であった。この期間に行われたシーラントの再填塞回数は平均1.6回であったが、診査した164歯のうち、シーラントが咬合面に接着しており、齲蝕予防ないし齲蝕進行抑制の役割を果たしていたものは130歯（79.3%）であった。すなわち、シーラントは平均6年経過しても、8割ぐらいは信頼できる状態で、役立っている

シーラント填塞に必要な基礎知識と臨床成績

といえる。なお、コンポジットレジンで修復されていたもの34歯のうち15歯は隣接面に齲蝕が生じ、隣接面から咬合面にわたる窩洞が形成された修復歯であった。シーラント填塞後、10年以上経過しているシーラントの状態を（**図3-18〜22**）に示す。

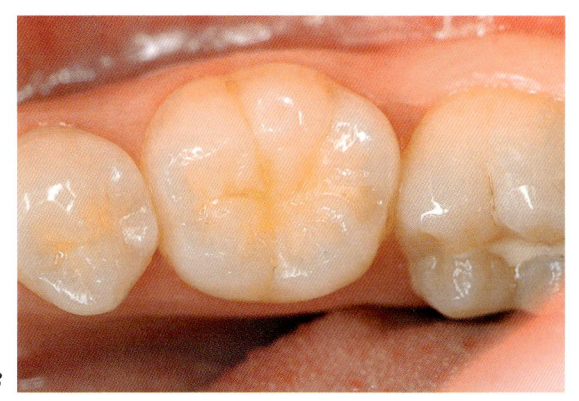

図*3-18*

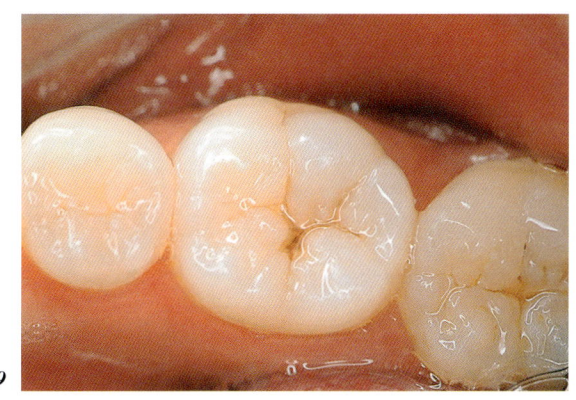

図*3-19*

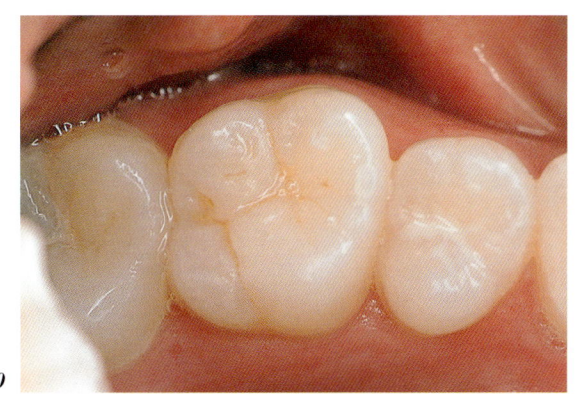

図*3-20*

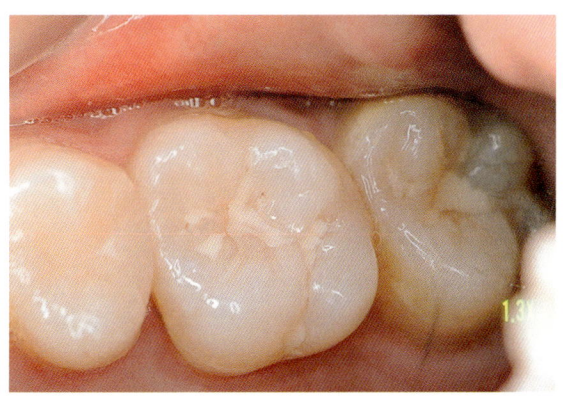

図*3-21*

図*3-18*　6̲填塞後12年10か月経過例
図*3-19*　6̲填塞後11年11か月経過例
図*3-20*　6̲填塞後11年3か月経過例
図*3-21*　6̲填塞後10年10か月経過例（デルトンの上に填塞されたオペークのシーラントは磨耗している）

49

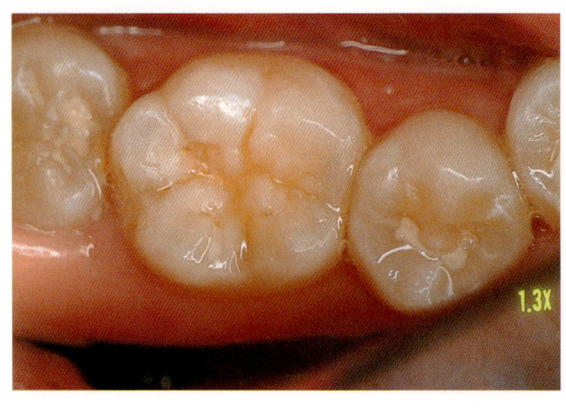

図3-22 ⑥填塞後10年5か月経過例

　一番大切なことはシーラントを填塞した歯は、歯冠の原形（integrity）を10年以上も維持できるということであって、それがシーラント填塞による齲蝕抑制効果の最も特徴的なことである。

　患者への対応という観点からすれば、シーラントを適用することによって、歯冠修復処置で対応しないで済むということ、すなわち、歯を削らないで済むということは、患者にとっても術者にとっても、最も大きな利点であると言うことができる。

　幸いにして、シーラント材の改良と重合機構の進歩は、乳歯や幼若永久歯の小窩裂溝齲蝕の抑制手段としての効果的なシーラント填塞法の確立を促進した。

　今や、シーラントの利用は日本の小児歯科保健医療にとって、非常に重要な齲蝕抑制手段に発展した。

参考文献

1) Ohmori, I., Kikuchi, K., Masuhara, E., Nakabayashi, N., and Tanaka, S.：Effect of the methy methacrylate-tributylborane sealant in preventing occlusal caries, Bull. Tokyo Med. & Dent. Univ., 23：149-155, 1976.
2) 国本洋志，大森郁朗：二種のシーラントの保持率と齲蝕予防効果，小児歯誌，16：209-215, 1978.
3) 大森郁朗：光重合シーラントの臨床，歯科衛生士 13：49-59, 1989.
4) 竹内京子：GK-101による小窩裂溝清掃に関する基礎的研究，小児歯誌，21：768-781, 1983.
5) Mizuno, Y. and Ohmori, I.：An in vitro study on the fluoride releasing resin sealant, Ped. Dent. J., 1：89-93, 1983.
6) クラレ社資料，2000.
7) 松風社資料，1999.
8) 中島由美子，伊平弥生，永井華子，池田幸代，大森郁朗：フッ素徐放性シーラント（Teethmate F-1）の臨床成績，小児歯誌，39：103-109, 2001.
9) 伊平弥生：各種シーラントの適応と効果，Dental Diamond, 24：50-53, 1999.

第4章
コート材塗布のテクニック

この章の要点

　齲蝕感受性の特に高い小窩裂溝齲蝕の予防と進行抑制手段として開発されたシーラントと同じように、齲蝕感受性の高い隣接面齲蝕の予防と進行抑制を目的に開発されたコート材の臨床テクニックについて、第一乳臼歯遠心面と第二乳臼歯近心面のように、相接する乳臼歯隣接面への塗布法や、直視直達が可能な幼若永久歯近心面への塗布法を詳しく図説する。

　また、コート材塗布を実施した乳臼歯隣接面の術後の状態を、乳歯脱落後の試料について電子線微小部分析（EPMA）で観察した所見を紹介して、コート材がどのようにして、隣接面保護に役立っているかを説明する。

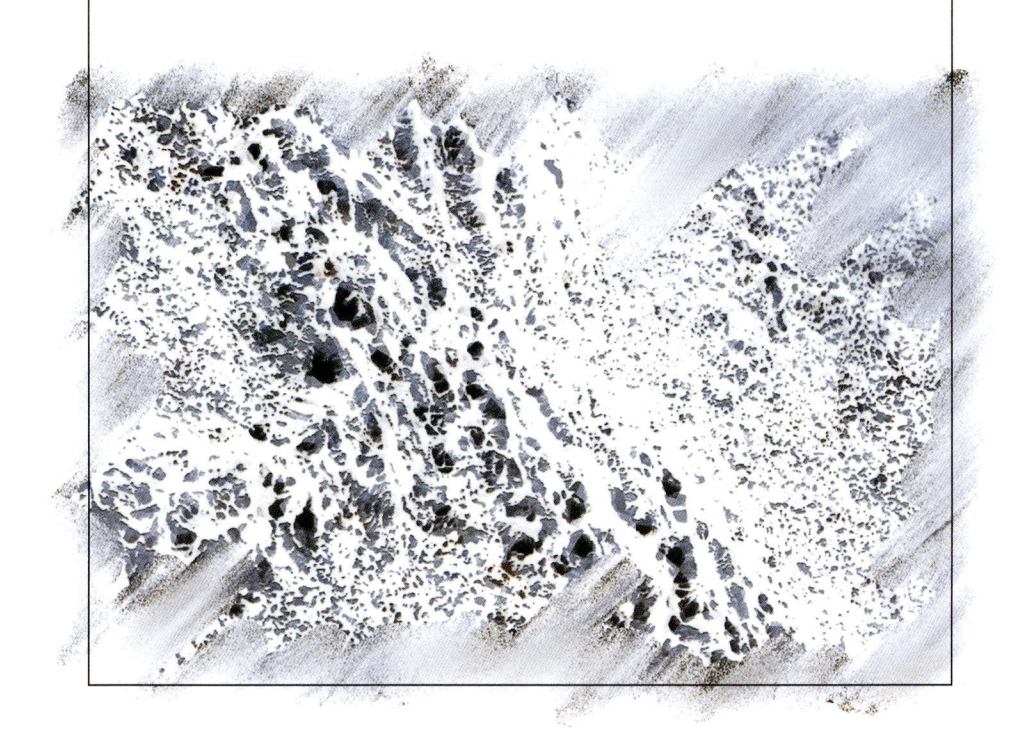

1．コート材塗布の臨床的意義

　日本の子ども達の口腔内環境は、1歳6か月児健康診査（1977）や、小児歯科の標榜医制度（1973）が実施される以前の状態と比べると、著しく改善されてきたということができる。これはとりわけ1～2歳の低年齢児では明らかなことであるが、2歳児と4歳児の齲蝕罹患率を比べてみると、(**図4-1**)に示すように子どもの生活領域が母親の目の届く範囲を越える4歳児になると、乳臼歯の隣接面齲蝕の増加が目立っている。

　すなわち、2歳児と4歳児の第一乳臼歯遠心面と第二乳臼歯近心面の相接する歯面の齲蝕罹患率はわずか2年の間に、それぞれ61.5ポイント、および56.0ポイントも増加していることに注意を払う必要がある。

　このように依然として齲蝕感受性の高い乳臼歯隣接面を保護する手段として開発され、臨床に用いられるようになったフッ素徐放性レジンコート材が、クリアシールF（クラレ）である。本章ではこのクリアシールF（以下コート材と略す）の隣接面への塗布テクニックを図説する。

乳臼歯隣接面の齲蝕罹患率

歯　種	2歳児	4歳児	増加ポイント
第一乳臼歯遠心面	5.3%	66.8%	61.5
第二乳臼歯近心面	7.4%	63.4%	56.0

（鶴見大小児歯科，1986）

図4-1

2．コート材塗布の適応症の選択

　隣接面齲蝕の診断基準は(**図4-2**)に示す通りであって、診査には視診、触診(デンタルフロスを含む)のほかに、(**図4-3**)に示すような咬翼エックス線写真検査結果も併用する。

　これらの相接する歯面については、健全歯面(In)あるいはC0と診断されたものを適応症とする。

　一方、直視・直達が可能な幼若永久歯の隣接面についてはC1と診断されたものも適応症と考えてよい。

　コート材の塗布に当たっては、ラバーダム防湿を実施することが大切である(ラバーダム防湿法のテクニックについては

図4-2　隣接面齲蝕診断基準

判定	診 断 基 準
In	視診、触診、咬翼エックス線写真による診断で歯質に何等異常が認められず、健康状態であると判断されるもの。
C_0	視診による白斑が認められる、もしくは咬翼エックス線写真による観察で明瞭なエナメル質外形が認められない。
C_1	視診、触診、咬翼エックス線写真による診断でエナメル質に実質欠損を有する齲蝕が認められる。
C_2	視診、触診、咬翼エックス線写真による診査で象牙質に齲蝕が認められるが、歯髄に病変が及んでいないと判断されるもの。

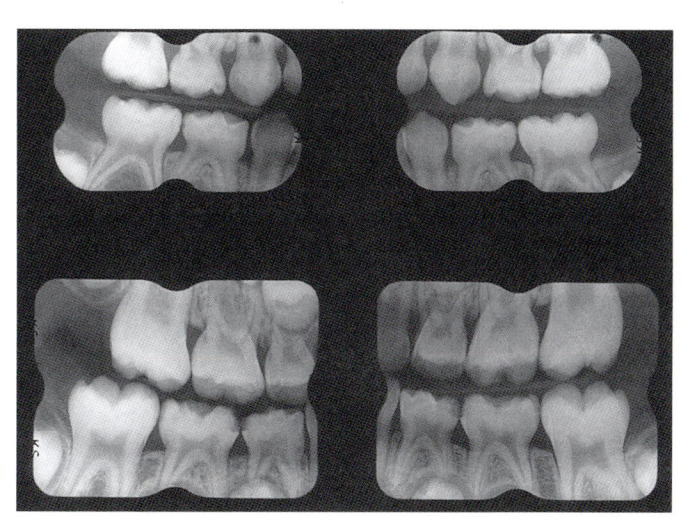

図4-3　乳歯列期(上段)と混合歯列期(下段)の咬翼エックス線写真

1章を参照のこと)。

　小児歯科領域の主な適応歯面は第一、第二乳臼歯の相接する隣接面と第一大臼歯近心面となるが、歯科医療全般では、例えば鈎歯隣接面の保護を目的に、鈎歯の隣接面だけでなく義歯床側のクラスプ脚部にコート材を添加することも一法であろうし、歯冠色コート材はマルチブラケット装着患者の隣接面保護に効果的に用いられる。

3．器材の準備とコート材の塗布法

　コート材も光重合型接着性レジンであるから、可視光線照射器を準備する。通常の診療器材やコート材(**図4-4**)のほかに必要な器材は、ラバーダム防湿用器材(1章参照)、歯面処理用のリン酸ゲル、遮光用のオレンジフィルター、タイマー、そして相接する隣接面に塗布する場合は隣接面の離開が必要なので、木製ウエッジ、ウエッジマトリックス(後述)とウエッジの把持に用いるホーのプライヤー、そしてエリオット歯間離開器である。コート材塗布のフローチャートは(**図4-6**)に示す通りである。

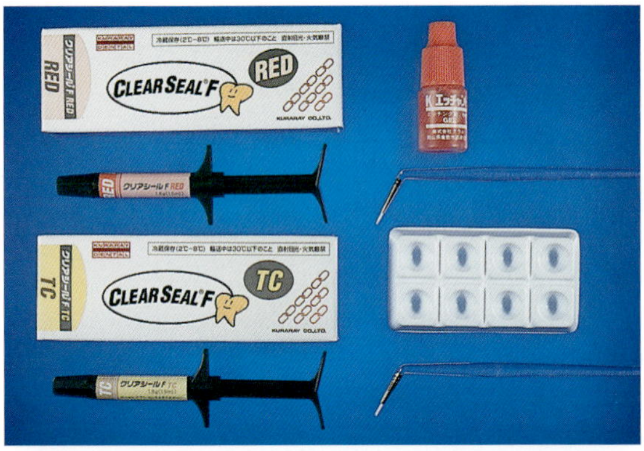

図*4-4*

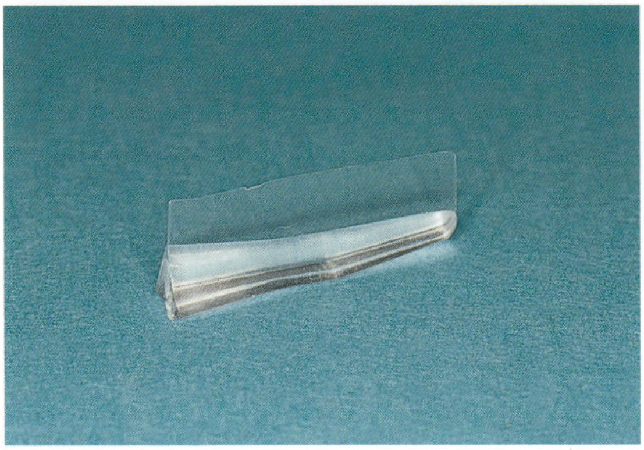

図*4-5*　ウエッジマトリックス

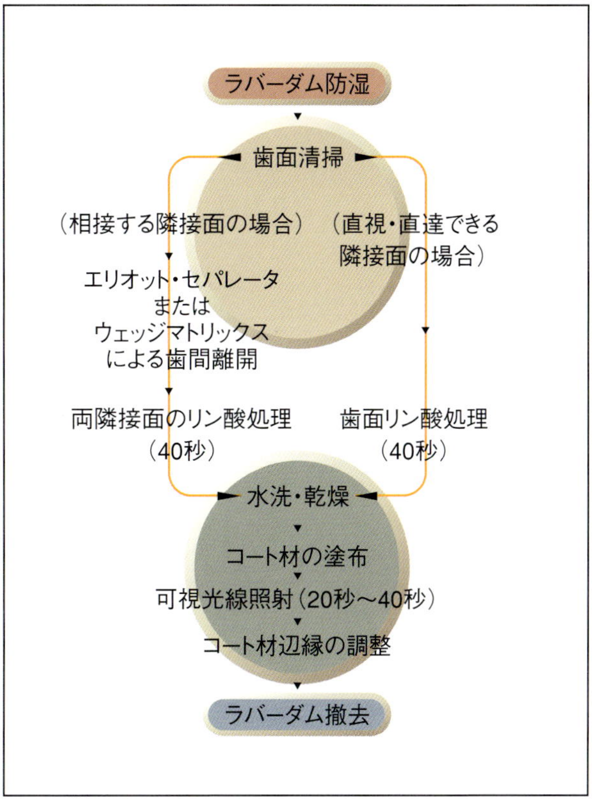

図4-6 コート材塗布法のフローチャート

(1) 相接する隣接面への塗布方法

第一乳臼歯遠心面と第二乳臼歯近心面のように相接している隣接面にコート材を塗布する場合には、相接する隣接面の間に100μm前後の間隔をあけ、その間隙にコート材とは接着しない、透明プラスチックマトリックスとウエッジが一体成形されている"ウエッジマトリックス"(**図4-5**)を挿入して、相接する歯面を別々に酸処理し、そして別々にコート材を塗布する方法が用いられる。

乳歯列期の第一乳臼歯と第二乳臼歯の歯間離開では、まず木製ウエッジを挿入して、歯間離開をはかり、それからウエッジマトリックスを挿入する。

第一大臼歯の萌出期以降で、この歯間離開が思うようにできない場合には、エリオットの歯間離開器を用いる。現在では主として、エリオットの歯間離開器を用いて両隣接面に塗布する方法が用いられている。

二つの方法を図説することにする。

第4章

ⅰ）ウエッジマトリックスを用いる方法（図4-7-1～5）

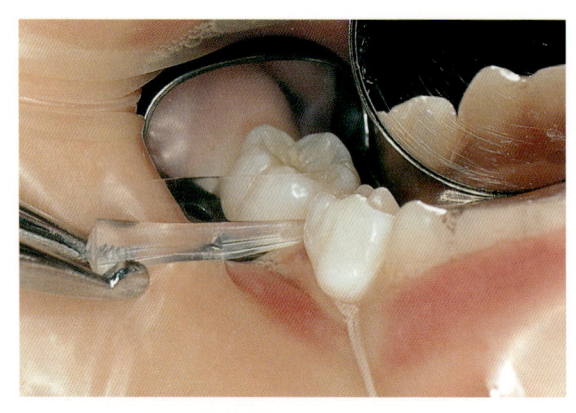

図4-7-1　ウエッジマトリックスはホーのプライヤーで把持して、ゆっくりと$\overline{\text{ED}}$の歯間に挿入する

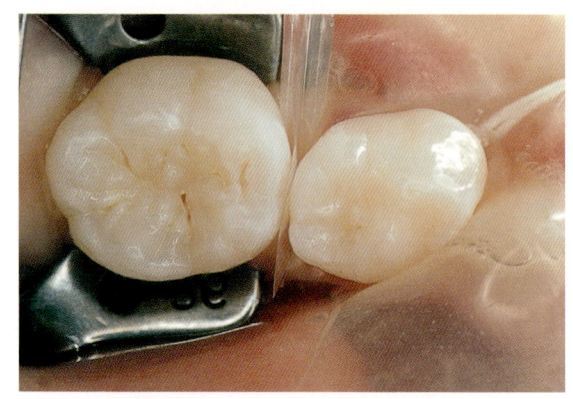

図4-7-2　ウェッジマトリックスを挿入したところ（咬合面観・鏡像）

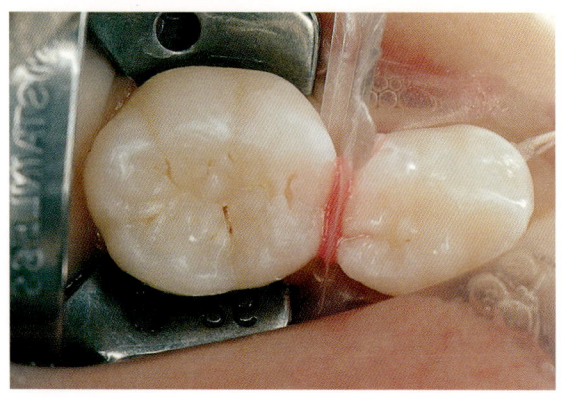

図4-7-3　クリアシールFを$\overline{\text{D}}$の遠心面と$\overline{\text{E}}$の近心面に別々に塗布したところ（咬合面観・鏡像）

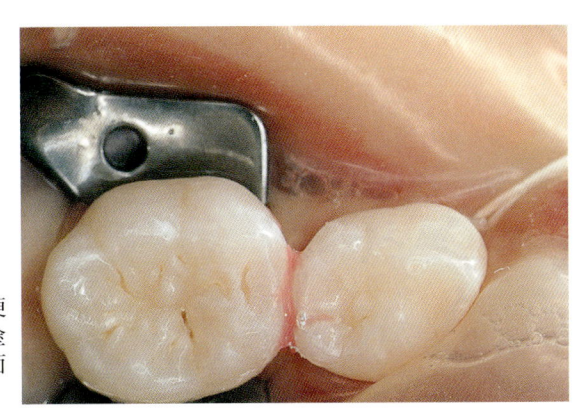

図4-7-4 可視光線を照射してクリアシールFを硬化させた後、ウェッジマトリックスを撤去して塗布したクリアシールFの辺縁を削整する（咬合面観・鏡像）

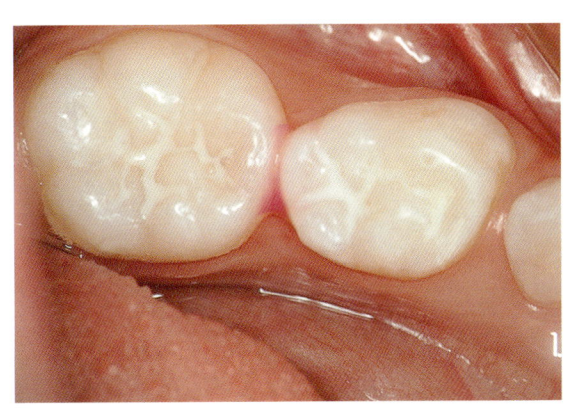

図4-7-5 1か月後の検診時の状態を示す

第4章

ⅱ）エリオットの歯間離開器を用いる方法（図*4-8-1*〜5）

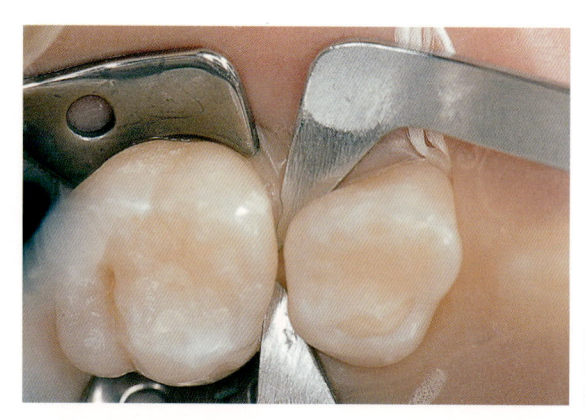

図*4-8-1* エリオットの歯間離開器による⌊DEの歯間離開：100μmほどの離開を確認する（咬合面観・鏡像）

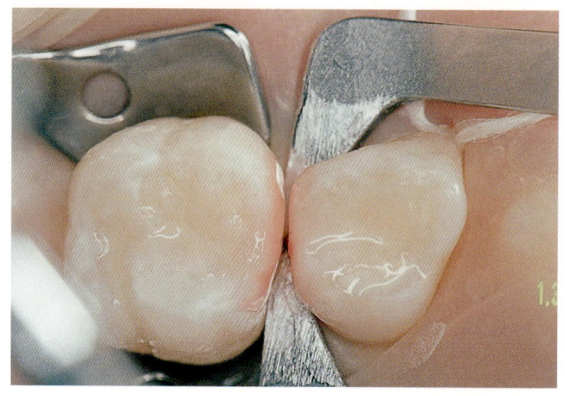

図*4-8-2* 細筆にクリアシールFをとり、⌊Dの遠心面と⌊Eの近心面に別々に塗布する　両者がくっついてしまった場合には、その部分に筆先を通して分離させる（咬合面観・鏡像）

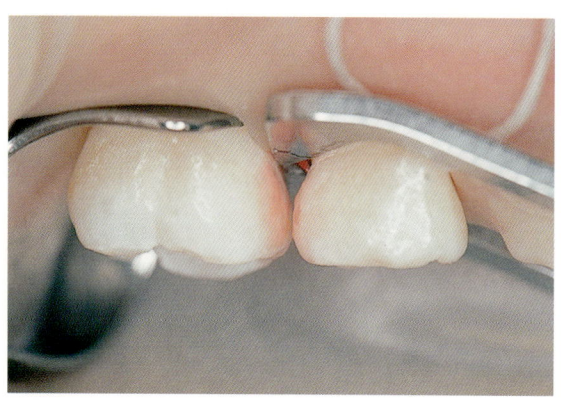

図*4-8-3* クリアシールF塗布後の頰側面観　両隣接面にクリアシールFが滑らかに塗布されている

コート材塗布のテクニック

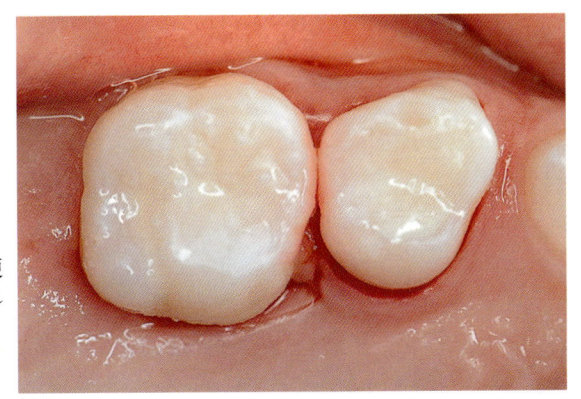

図**4-8-4** 可視光線を照射してクリアシールFを硬化させた後、ラバーダムを撤去したところ　それぞれの隣接面にオーバーハングなど作らず、クリアシールFが確実に塗布されていることをデンタルフロスで確認する（咬合面観・鏡像）

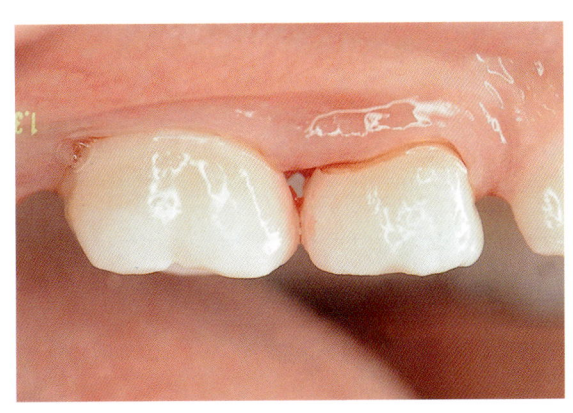

図**4-8-5** ラバーダム撤去後の頬側面観

(2) 直視直達が可能な隣接面への塗布法
（図**4-9-1**〜5）

たとえば第二乳臼歯が脱落して、第二小臼歯が未萌出か、あるいは萌出を始めたばかりのような時期の第一大臼歯近心面のように、歯間離開を行わなくても、直接歯面にコート材を塗布できるような状態の歯面を対象とした塗布方法である。

特に第一大臼歯近心面に認められる白斑やC1程度の初期齲蝕病巣に対するタイミングの良い処置法として、利用価値が高い方法である。

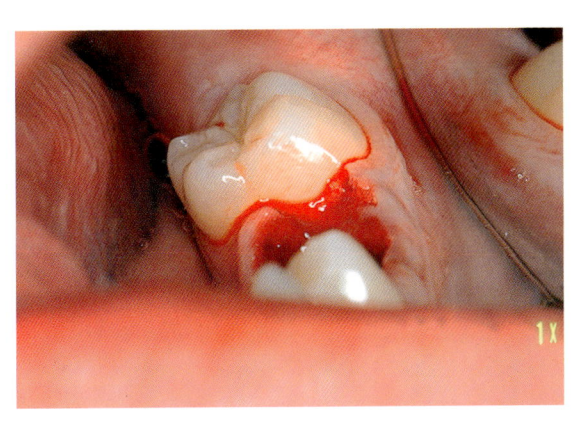

図**4-9-1** 交換期に達した|Eを抜去した直後の所見

第4章

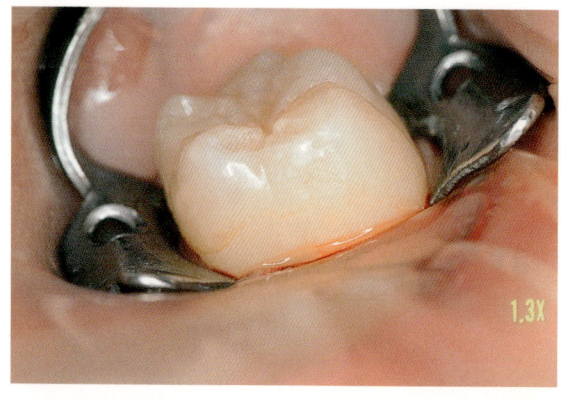

図4-9-2 「6にラバーダム防湿を施し、近心面を清掃する　近心面に僅かな実質欠損を伴った白斑が認められた　このようなケースにはよく遭遇するが、クリアシールF塗布には最適症例のひとつといえる

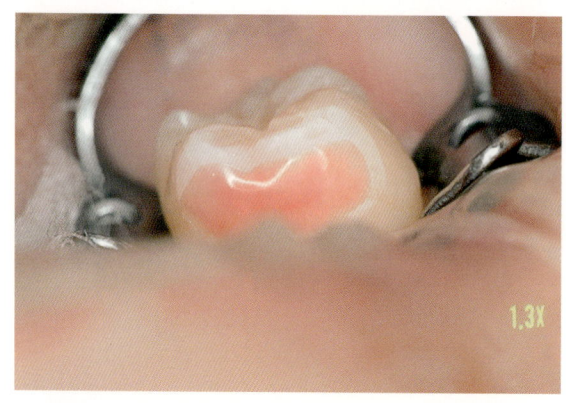

図4-9-3 フローチャート（図4-6参照）の右側の流れに従って、クリアシールFを塗布する　エッチングがクリアシールFの塗布範囲を越えて行われていることに留意することは、シーラントを塗布する際の注意と同じである

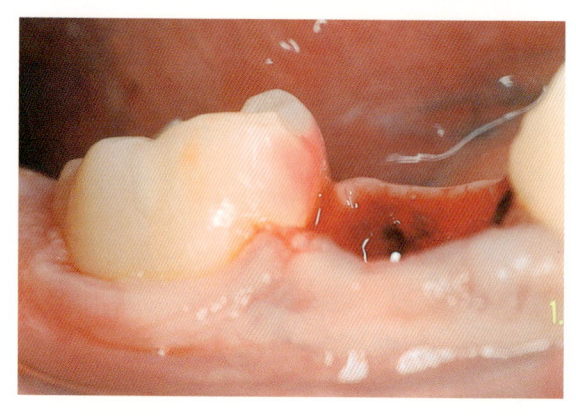

図4-9-4 可視光線を照射してクリアシールFを硬化させた後、ラバーダムを撤去したところ

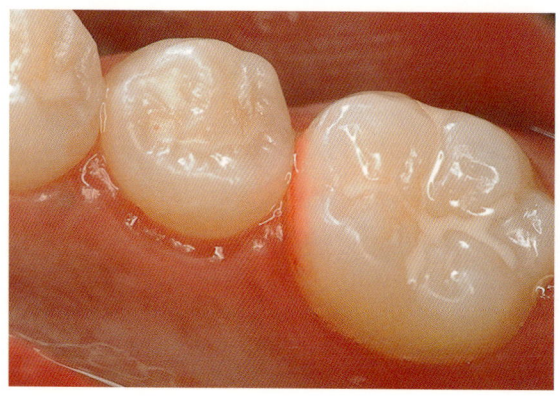

図4-9-5 同じ症例の1年7か月後の所見で、第二小臼歯が萌出している　第一大臼歯の近心面にタイミングよく塗布されたクリアシールFは、塗布した歯面を齲蝕から保護するばかりでなく、第二小臼歯の遠心面の保護にも役立っている（咬合面観・鏡像）

ここに、鶴見大学歯学部附属病院小児歯科診療室で、患児の乳臼歯隣接面にコート材を塗布した後に、脱落した乳歯を資料として、乳臼歯隣接面にコート材を塗布した場合に、コート材がどのような機序で隣接面保護に役立っているかを示す。

〔症例1〕
コート材塗布後3年1か月で脱落した上顎左側第一乳臼歯遠心面

コート材塗布時の臨床診断は初期齲蝕罹患歯面であったが、交換期に達した時の咬翼エックス線写真では健全歯面と診断された。しかし、脱落後の遠心面の所見では平滑な白斑が認められ、コート材が一部残留していた(**図*4-10-1, 2***)。
コート材が塗布されていた隣接面部の断面試料について、電子線微小部分析装置(以下、EPMAと略す)によって観察した結果(**図*4-10-3, 4***)を示す。
反射電子像では表層エナメル質の再石灰化が明らかであった。
EPMAの所見では再石灰化を示すエナメル質表層部に一致して多量のフッ素が分布している状態が示されている。
同じ歯の近心面(対照歯面)のEPMA観察結果は(**図*4-10-5, 6***)に見られるように、エナメル質表層に軽度な脱灰が見られ、表層のフッ素分布も少量であった。

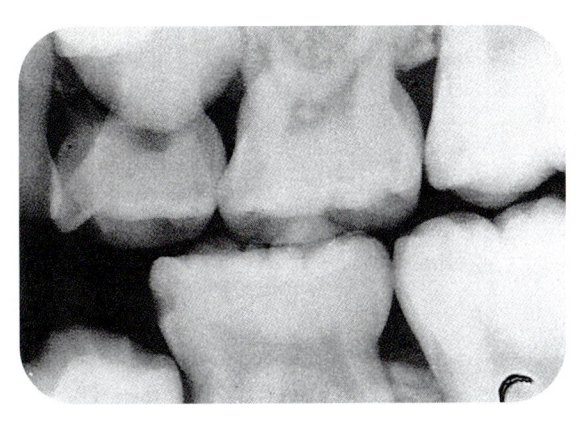

図*4-10-1* 症例1の咬翼エックス線写真

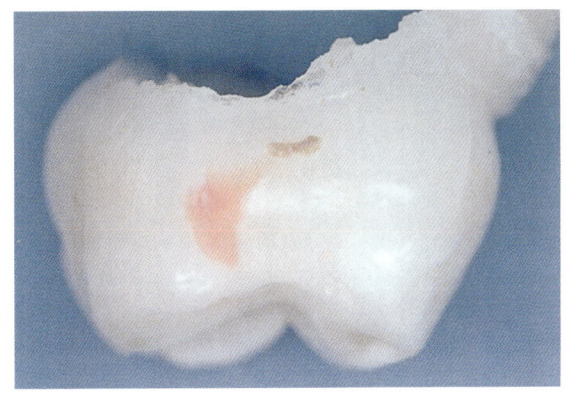

図*4-10-2* 脱落した上顎左側第一乳臼歯遠心面の所見 クリアシールFの一部が残留しているが、平滑な白斑が認められる

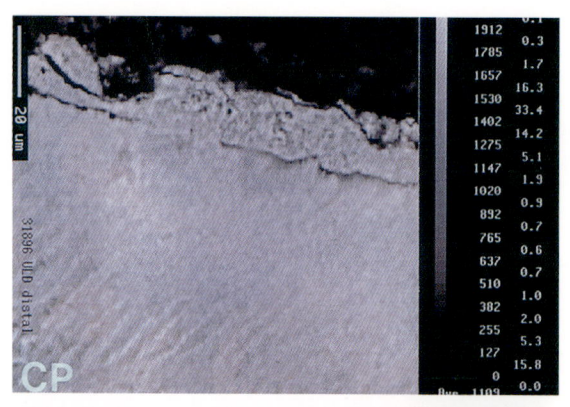

図4-10-3 反射電子像では初期齲蝕罹患エナメル質の再石灰化が明らかに認められる

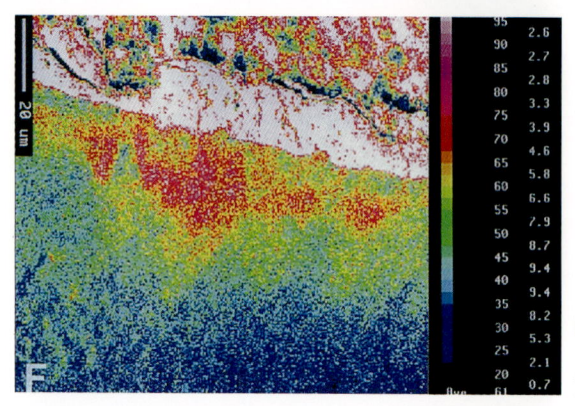

図4-10-4 フッ素の濃度分布を示すEPMA所見では、エナメル質の再石灰化に一致して多量のフッ素の取り込みが認められる

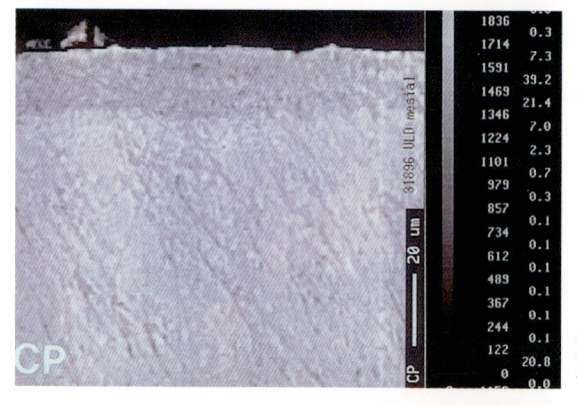

図4-10-5 対照歯面とした同一歯近心面の反射電子像で、表層に軽度の脱灰が認められる

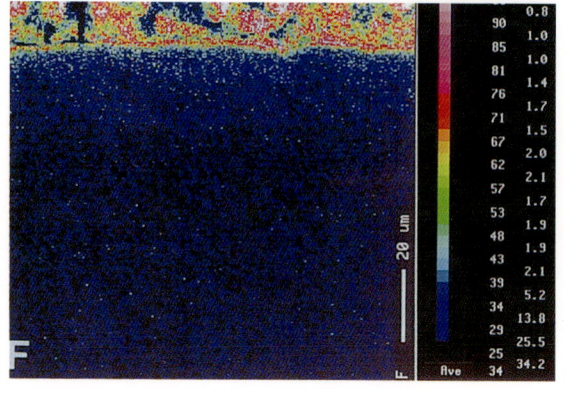

図4-10-6 表層のフッ素分布は僅かである

〔症例2〕
コート材塗布6年経過後、交換期に達し抜歯された下顎右側第二乳臼歯近心面

　咬翼エックス線写真では健全歯面と診断されたが、抜歯後の近心面の所見では接触点領域に白斑が認められ、コート材はほとんど脱落していた（図*4-11-1, 2*）。
　症例1と同じく、当該部隣接面の断面試料について、EPMAによって観察した結果を示す（図*4-11-3, 4*）。
反射電子像では表層エナメル質一帯の再石灰化が明らかであった。
　フッ素の濃度分布を示すEPMAの所見では、表層下脱灰が見られる部分に一致して深く広範囲にフッ素が取り込まれている状態が示されている。

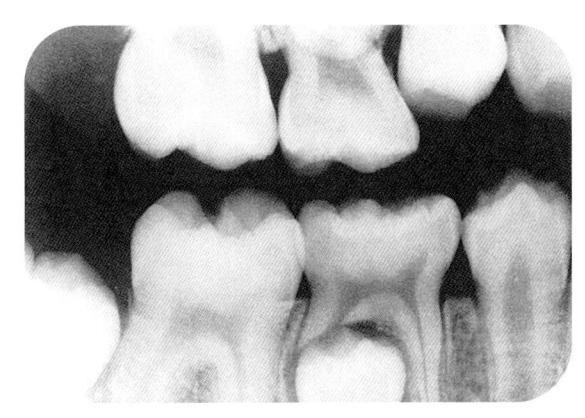

図*4-11-1*　症例2の咬翼エックス線写真

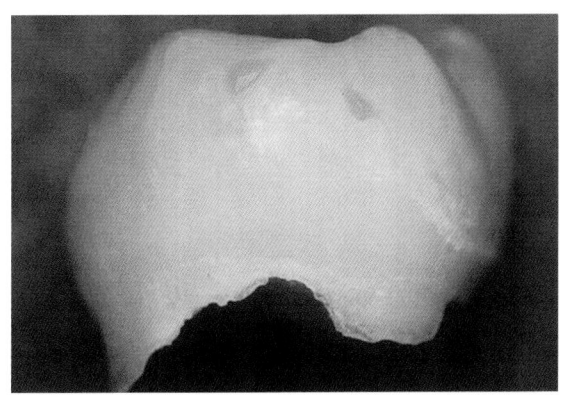

図*4-11-2*　抜歯した下顎右側第二乳臼歯近心面の所見　クリアシールFはほとんど脱落しており、接触点領域に白斑が認められる

第4章

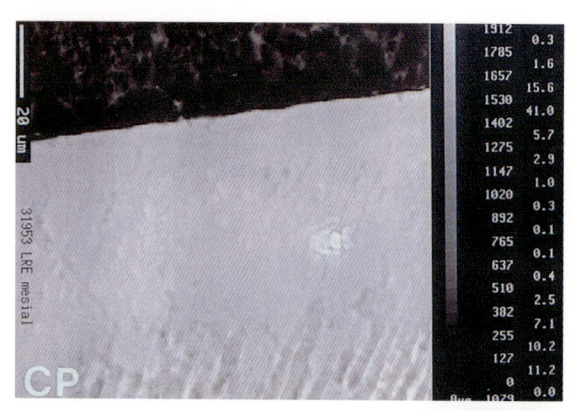

図4-11-3 反射電子像では表層エナメル質一帯の再石灰化が明らかである

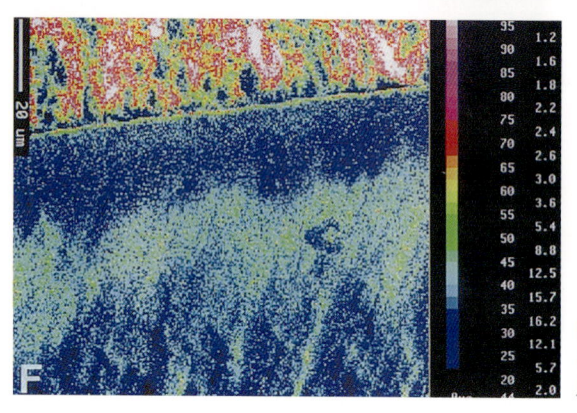

図4-11-4 フッ素の濃度分布を示すEPMA所見では、表層下脱灰がみられる部分に一致して、深く広範囲にフッ素が取り込まれている

第5章
コート材塗布に必要な基礎知識と臨床成績

この章の要点

　コート材の開発にあたって注意した点や、コート材の理工学的特性を解説する。また、コート材による隣接面齲蝕の抑制メカニズムについて、それを裏付けている基礎実験結果を紹介して解説する。
　コート材塗布による隣接面齲蝕予防と進行抑制に関する臨床試験成績を示し、その裏付けとなっている組織所見と共に解説する。

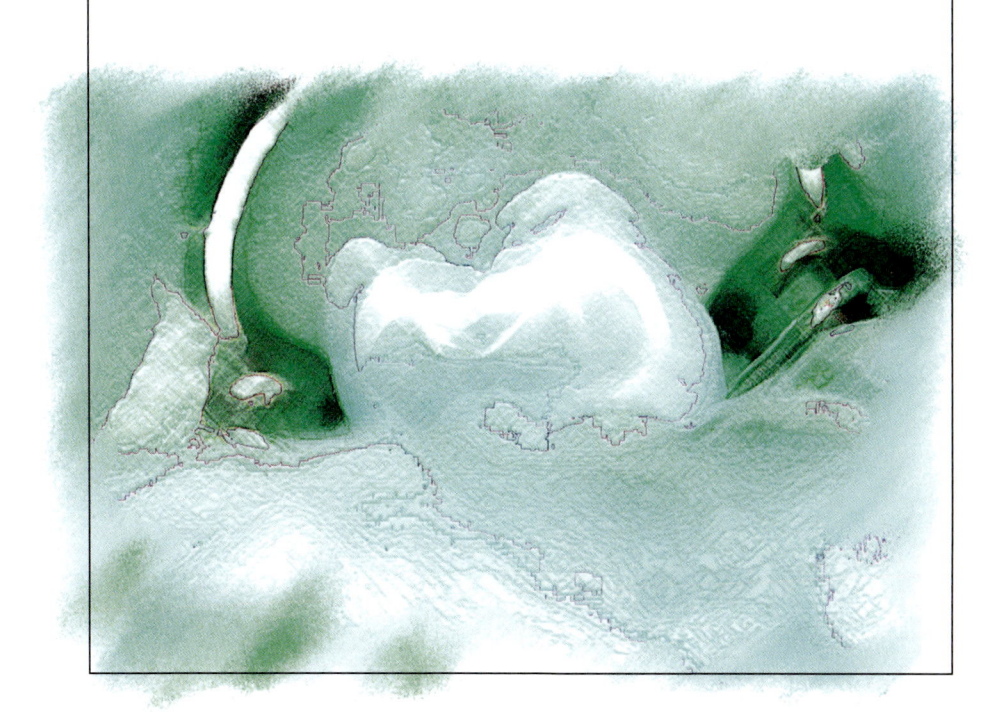

1．フッ素徐放性レジンコート材の開発

　乳歯、幼若永久歯の臼歯部咬合面と同様に、齲蝕感受性の高い乳臼歯隣接面（図5-1）や幼若永久歯隣接面を保護する手段として開発されたフッ素徐放性レジンコート材（商品名：クリアシールF、以下コート材と略す）を開発するにあたって懸念されたことは、シーラント開発時と同じように、あるいはそれ以上に、コート材を歯質に接着させるために前処理として行う、健全歯面の酸処理であった。

　したがって、咬合面と比べて自浄作用が全く期待できない隣接面にリン酸処理を施して、接着性レジンを塗布する手段を臨床技術に発展させるためには、シーラントの臨床技術を開発する際に行ったと同様な基礎研究や臨床研究に加えて、さらに、いろいろな観点からの検討が必要であった。

　第一に、酸処理した隣接面に接着性レジンを塗布した際に、隣接面の保護を確実にするために、レジンを塗布する範囲を越えて酸処理された隣接面に、確実に再石灰化が期待できる方法を確立することであった。

　そして、この酸処理エナメル質の再石灰化を効果的にするために、フッ化物を含有した接着性レジンが開発された。この材料開発はクラレ・メディカル研究開発室（現、クラレ・メディカル商品開発部）が行った。

　そして、コート材を塗布した歯面の周辺のエナメル質（以下、周辺エナメル質と略す）に、コート材から着実にフッ素が供給され、周辺エナメル質が期待どおりに再石灰化して、周辺エナメル質の耐酸性が酸処理前のエナメル質と同程度に回復するかどうかの検討は、伊平弥生博士が行った。

　第二に、コート材が臨床手段として普遍的に用い得るものであるかどうか、すなわち、乳歯や幼若永久歯の隣接面保護に有効で、かつ安全な手段であるかどうかを、小児の口腔内で検討するために、治験（臨床試験）を実施することであった。

　治験は東京医科歯科大学、大阪歯科大学および鶴見大学の三大学の小児歯科診

図5-1　第一乳臼歯遠心面、第二乳臼歯近心面の齲蝕罹患率

歯　種	2歳児	4歳児	増加ポイント
第一乳臼歯遠心面	5.3%	66.8%	61.5
第二乳臼歯近心面	7.4%	63.4%	56.0

（鶴見大小児歯科、1986）

療室で実施された。

その後、関心を持っていただいた何人かの小児歯科専門医たちにコート材の試用をお願いするとともに、われわれは2年間にわたる臨床試験によって、乳臼歯と第一大臼歯隣接面の保護効果を検討した。

2．コート材の特性

(1) 理工学的性状

フッ素徐放性レジンコート材（商品名：クリアシールF、）は（図5-2）に示すフッ素含有ポリマーを10％とフッ化ナトリウム5％を含む接着性レジンで、フッ素徐放性シーラント「ティースメイトF」に比べて、初期のフッ素徐放能が大きいという特徴を持っている（図5-3）。

材料の色調には赤色と歯冠色の2色がある。

（図5-4, 5）に示すように酸処理エナメル質への接着強さが大きく、隣接面で生ずる磨耗や辺縁破折に対応するように、曲げ強度やビッカース硬度も大きい。また、隣接面に塗布する際に歯肉溝への流れ込みを防止して、適切な厚さに塗布できるように粘度も高く、未重合層は15μmとティースメイトFの半分の厚さとなっているなど、隣接面に塗布し易いようにいろいろと工夫されている[1]。

図5-2 フッ素含有ポリマーの化学構造

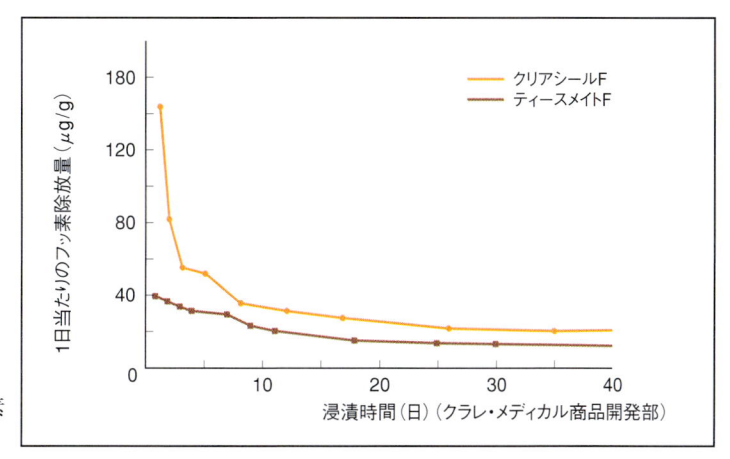

図5-3 クリアシールFからのフッ素徐放量

図5-4　牛歯エナメル質への接着強さ（kg/cm²）

	牛歯エナメル質への接着強さ		
	37℃1日	TC4000回	70℃1ヵ月
クリアシールF	182	228	195
ティースメイトF	151	168	—

TC：サーマルサイクリング＜4℃、60℃＞
（クラレ・メディカル商品開発部）

図5-5　クリアシールFの理工学的性状

	未重合層（μm）	曲げ強度（kg/cm²）	曲げ弾性率（g/cm²）	ビッカース硬度	硬化時間（sec）	粘度（30℃,5rpm）(cp)
クリアシールF	15	917	32.5	18	11	1,500
ティースメイトF	30	730	19.6	12	13	150

（クラレ・メディカル商品開発部）

(2) コート材からのフッ素の供給とエナメル質の再石灰化および耐酸性の回復

伊平弥生博士が行った分析化学的研究結果[2]から、酸処理エナメル質にコート材（クリアシールF）を塗布して口腔内環境を模した状況に曝すと、コート材から溶出したフッ素が酸処理エナメル質に取り込まれ、それによって歯質の耐酸性が有意に高くなり、健全エナメル質と同じ程度までに回復することが確認された（図5-6, 7）因みに、同じ実験方法による健全エナメル質からの溶出エナメル質量は$289.1 \pm 25.09 \mu g$である。この研究ではコート材の対照に、対照Ⅰとしてフッ素徐放性シーラントが、対照Ⅱには歯面被覆材としてフッ素を含まないマニキュアが用いられた。

この研究結果から、コート材による隣接面保護を臨床手段に発展させることが

図5-6　コート材を塗布した周辺エナメル質表層のフッ素取り込み量
対照Ⅰ：Fシーラント　対照Ⅱ：マニキュア

		コート材	対照Ⅰ	対照Ⅱ
フッ素取り込み量（ppm）	第1層	$1281.9 \pm 236.7^{++**}$	$563.9 \pm 135.5^{*}$	364.1 ± 51.3
	第2層	$595.6 \pm 77.1^{++**}$	292.0 ± 55.1	292.1 ± 22.6

++：コート材-対照Ⅰ　　$P<0.01$
**：コート材-対照Ⅱ　　$P<0.01$
*：対照Ⅰ・対照Ⅱ　　$P<0.05$

(1993)

表5-7 カルシュウム溶出量から算出した周辺エナメル質の溶出量

	溶出Ca量（μg）	溶出エナメル質（μg）
コート材・石灰化液30分浸漬	100.8±15.2*+	272.4±42.0*+
対照Ⅰ・石灰化液30分浸漬	130.7±22.4	352.9±60.3
対照Ⅱ・石灰化液30分浸漬	149.6±25.3	404.3±68.5

++ : コート材-対照Ⅱ　$P<0.01$
* : コート材-対照Ⅰ　$P<0.05$

(1993)

できると判断した。

また、伊平弥生博士達は電子線微小部分析装置（electron probe micro analyzer, 以下EPMAと略す）によって、コート材を塗布した歯面へのフッ素の浸入量やその範囲を調べ、酸処理歯面の再石灰化過程を観察した（**図5-8a, b, 5-9a, b, 5-10a, b, c**）[3]。

図5-8a, b ～ 10a, b, c
　EPMAによって得られたカラーマップで観察した、コート材塗布歯面とその周辺歯面のフッ素（*a*）やカルシュウム（*c*）分布と反射電子像（*b*）
　観察部位：クリアシールFを塗布した歯面とその周辺の断面（矢印はコート材と周辺歯面［矢印の右側］の境界を示す）

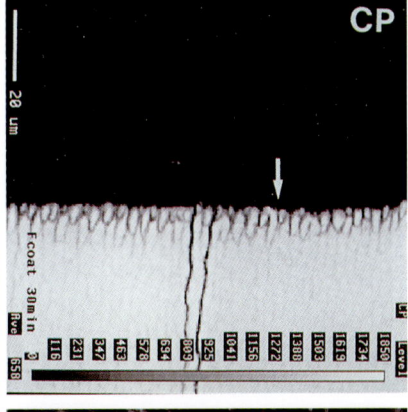

図5-8a, b 再石灰化液潅流30分試料：すでに周辺歯面へのフッ素取り込みが認められる（*a*）が、脱灰歯面の再石灰化は明らかでない（*b*）

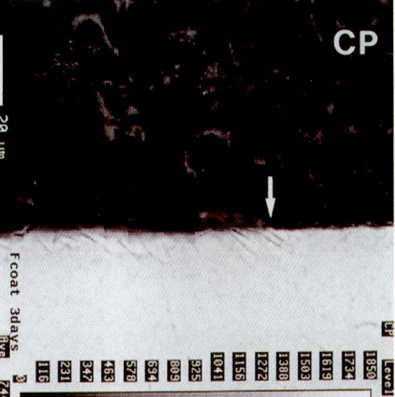

図5-9a, b 再石灰化液潅流3日試料：周辺歯面へのフッ素取り込みは明らかであり（*a*）、脱灰歯面の再石灰化も認められる（*b*）

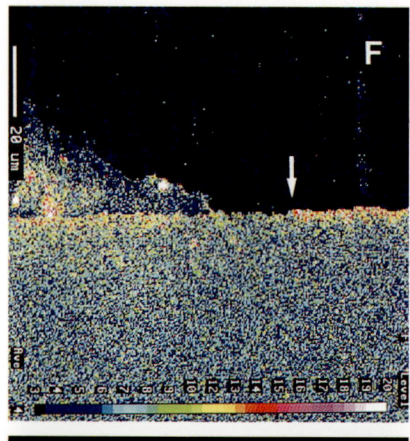

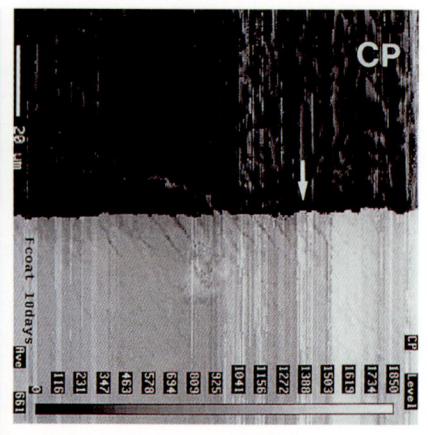

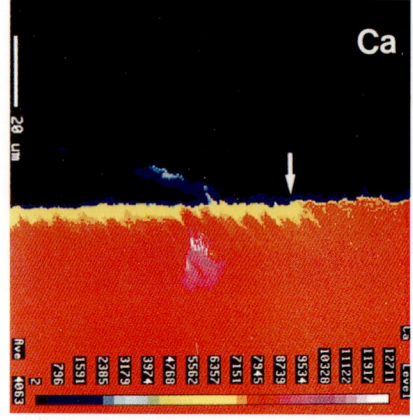

図5-10a, b, c 再石灰化液灌流10日試料：フッ素の取り込みは周辺歯面だけでなく、コート材を塗布した直下の歯面にも著しい（***a***）
周辺歯面の再石灰化は明らかである（***b, c***）

　一連の基礎実験を行った後に、前述の三大学小児歯科による治験[4)]を実施した。各大学歯学部附属病院の小児歯科診療室を訪れた、小児患者の乳臼歯隣接面と幼若第一大臼歯の近心面を対象にして、コート材塗布の隣接面齲蝕抑制効果を観察した。観察期間は3か月であった。

　この臨床試験と並行して、われわれは小児歯科診療室を訪れた小児患者の乳臼歯隣接面と幼若第一大臼歯の近心面を対象に、2年間の臨床観察を実施した。

　健全歯面あるいはC0ないしC1と診断された歯面にコート材を塗布し、術前と術後6か月毎に撮影した咬翼エックス線写真を資料として、隣接面齲蝕の抑制効果を観察した。この研究では、乳臼歯隣接面に2％フッ化ナトリウムゲルをトレー法で塗布したものを対照として、齲蝕抑制効果について比較検討した。

　我々が2年間にわたって観察したものから、乳臼歯の相接する隣接面にコート材を塗布したもの2症例（上下顎1症例ずつ）と、第二小臼歯が完全に萌出する前に、エナメル質の脱灰が見られた第一大臼歯近心面にコート材を塗布した1症例を図説する（**図5-11-1, 2、5-12-1, 2、5-13-1, 2**）[5)]。

図5-11-1, 2 〔症例1〕歯齢ⅡA女児
初診時 ⌐DEはそれぞれ健全歯（In）と診断され、ウエッジマトリックスを用いて、それぞれの隣接面にコート材を塗布した　2年後もそれぞれInと診断された症例である　術前と2年後に撮影された咬翼エックス線写真によってもInと診断された

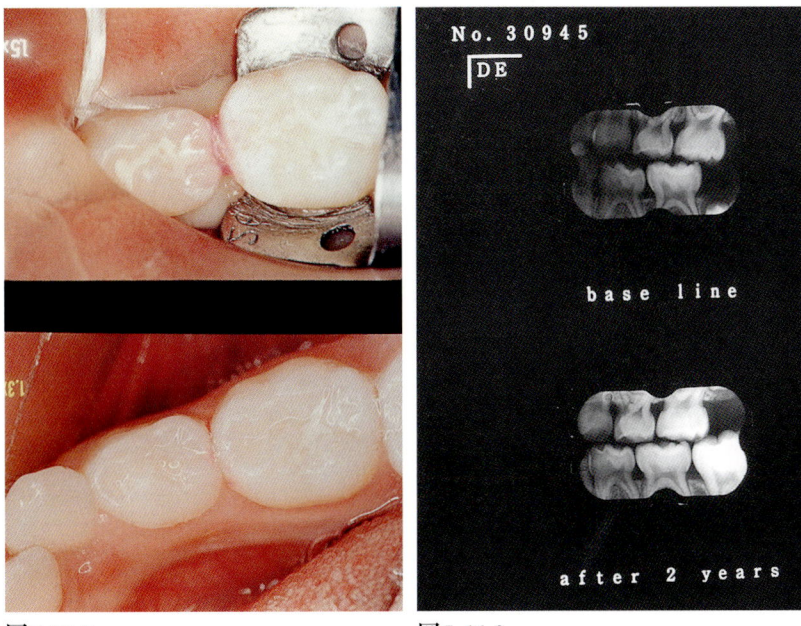

図5-11-1　　　　　　　図5-11-2

図5-12-1, 2 〔症例2〕歯齢ⅡA男児
初診時 ⌐DEはそれぞれC0と診断され、同様にウエッジマトリックスを用いてそれぞれの隣接面にコート材を塗布した　2年後には咬翼エックス線写真でInと診断され、リバース（逆転）が認められた症例である

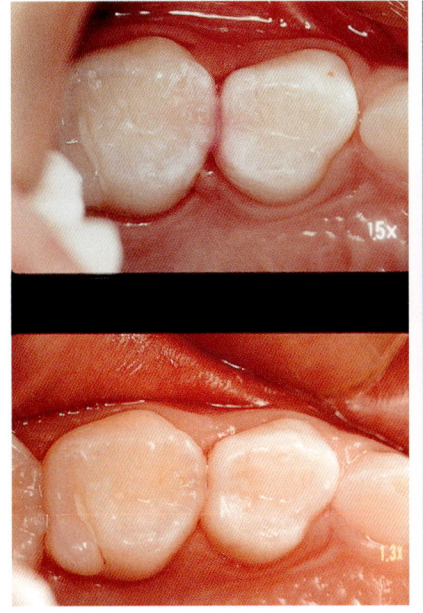

図5-12-1 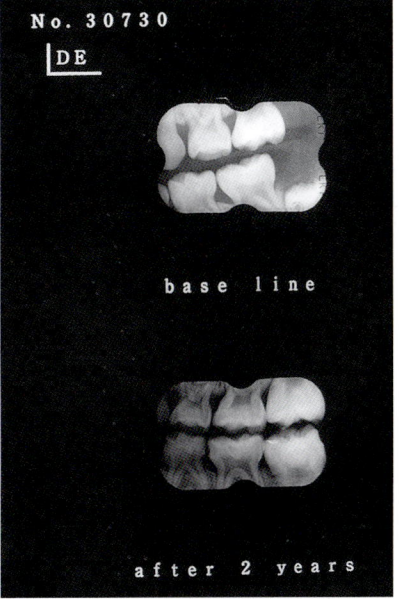　　　　　　　図5-12-2

図5-13-1, 2 〔症例3〕歯齢ⅢA女子
初診時6̲の近心面はC0と診断され、コート材を直接近心面に塗布した
2年後にもC0と診断された　隣接の第二小臼歯が萌出して第一大臼歯の近心面は視認できないが、歯の外形に沿ってコート材が保持されているのがわかる　咬翼エックス線写真所見でも齲蝕の進行は認められない

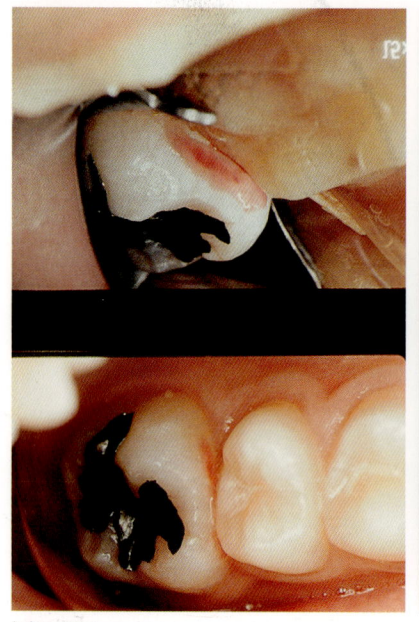

図5-13-1　　　　　　　　　図5-13-2

(3) コート材を塗布した隣接面表層エナメル質の高分解能電子顕微鏡による観察所見

小児歯科診療室で患児の乳臼歯にコート材を塗布した歯が、交換期に達して脱落したものを観察資料として、コート材によって被覆されていた隣接面の表層エナメル質から、高見澤豊博士は超薄切試料を作成して、高分解能電子顕微鏡によって、当該部の結晶構造を観察した。再石灰化が見られる酸処理エナメル質はハイドロキシアパタイトの結晶構造を示すことが知られているが、その結晶格子間隔が0.817nmである（100）面の所見で、結晶の融合によって生じたものと思われる格子欠陥が認められた（図5-14）。

この所見はコート材が塗布された初期齲蝕罹患表層エナメル質が、口腔内環境でコート材から徐放されたフッ素の影響を受けて、3年1か月という長い期間の間に再石灰化したことを示唆していると考えられた[6,7]。

健全歯面あるいは初期齲蝕罹患歯面と診断された隣接面にコート材を塗布しておくと、何年か経過するうちに当該歯面に表層下脱灰が生じたとしても、その領域にコート材から溶出したフッ素が取り込まれ、エナメル質表層の再石灰化が促進されるのであろう。

隣接面に塗布したコート材は、このよ

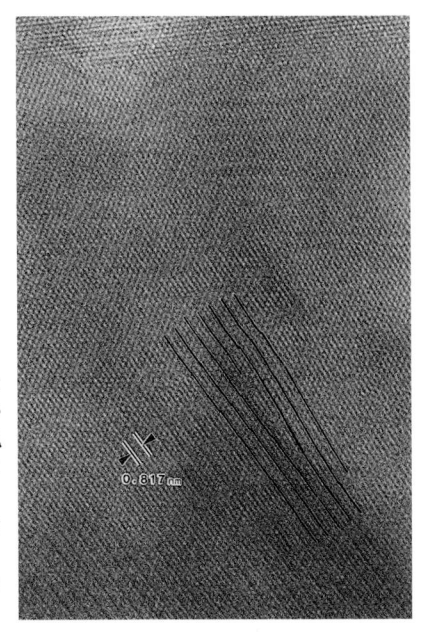

図5-14 4章で紹介した〔症例2〕で、コート材で覆われていた下顎右側第二乳臼歯近心面の表層エナメル質の超薄切片について、エナメル質の結晶構造を観察した高分解能電子顕微鏡所見であって、結晶格子間隔が0.817nmの(100)面に結晶の融合によって生じたと思われる、格子欠陥が認められた
この所見は初期齲蝕罹患表層エナメル質が結晶性の再石灰化をきたしていることを示している
(電顕所見に手書きで書き加えた黒い線は格子欠陥と考えられる部位を示している)

うな機序によって乳臼歯が交換期を迎えるまで齲蝕の進行を抑え、また、初期齲蝕に罹患した第一大臼歯の歯冠の原形を維持することが、多くの所見によって実証された。

言い換えれば、隣接面齲蝕の進行を抑制して、隣接面の保護に役立つのがコート材の特徴であると言うことができる。

3．コート材の臨床成績

三大学付属病院小児歯科診療室で実施した治験で採択した隣接面齲蝕の診断基準等については4章にも記載したが、(**図5-15, 16**)に示す通りであって、診査には視診、触診(デンタルフロスを含む)のほかに、咬翼エックス線写真検査結果も併用した。

前章で述べたように、我々の診療室で2年間経過を観察した結果(**図5-17-a, b, c**)からすると、相接する第一乳臼歯遠心面と第二乳臼歯近心面へのコート材の適用は健全歯面(In)あるいはC0と診断されるものとすることが望ましいし、直視・直達が可能な幼若永久歯の隣接面については、C1と診断されたものも適応症と考えてもよい。

なお、歯頸部歯肉への影響については、軽度の発赤がみられたものなどが数例みられたが、いずれも一過性に認められたものであり、特に治療を要したものは皆無であった。

図5-15　コート材保持状態の評価基準

判定	診断基準
完全保持	肉眼で観察した時、塗布直後の写真と比較し、被覆面積は狭くなっていてもコート材辺縁に異常は認めず、再処置を必要とする。
一部脱落	コート材の一部に破折あるいは剝離を生じ、コート材辺縁に異常を認め、当該部位に限り再処置を必要とするもの。
完全脱落	コート材全ての脱落をきたし、再処置を要するもの。ただし、相接する隣接面のコート材が完全保持されている場合は再処置されない。

図5-16　歯肉乳頭部の評価基準

判定	診断基準
−	臨床例に異常を認めない。
±	歯肉縁に軽度の発赤を認める。
＋	明らかに炎症を認める。易出血性である。

図5-17a, b, c　コート材塗布による各隣接面の保護状態

a：第一乳臼歯遠心面

	初診時	2年後	歯面保護率
In	27	28	
C_0	54	34	74
C_1	17	12	
C_2	0	28	29
計	103		71.8%

b：第二乳臼歯近心面

	初診時	2年後	歯面保護率
In	28	34	
C_0	59	35	74
C_1	15	5	
C_2	0	28	28
計	102		72.5%

c：第一大臼歯近心面

	初診時	2年後	歯面保護率
In	3	5	
C_0	12	13	21
C_1	6	3	
C_2	0	0	0
計	21		100%

小児歯科領域の主な適応症は前述の3歯種となるが、例えば部分床義歯を用いている患者のために、鉤歯隣接面の保護を目的に、鉤歯の隣接面だけでなく義歯床側のクラスプ脚部にコート材を添加することも一法であろうし、歯冠色のコート材はマルチブラケット装置を用いている歯科矯正患者の隣接面保護にも有用である。

参考文献

1) クラレ・メディカル研究開発室試料, 1991.
2) Mizuno, Y. and Ohmori, I.：Chemical effect of fluoride releasing resin coating material on acid-etched surface enamel, Ped. Dent. J., 3：59-64, 1993.
3) Idaira, Y., Nakajima, Y. and Ohmori, I.：EPMA observation of the acid-etched enamel covered by F-coating material, Ped. Dent. J., 7：73-79, 1997.
4) 大森郁朗, 伊平弥生, 中島由美子, 鈴木さち代, 小野博志, 田中光郎, 八尾和彦, 神原修：フッ素徐放性レジンコート材（KFC-510システム）による隣接面齲蝕抑制法に関する臨床的研究, 小児歯誌, 32：955-971, 1994.
5) 大森郁朗, 伊平弥生, 守安克也, 中島由美子, 高見沢さち代：フッ素徐放性レジンコート材による隣接面保護に関する研究, 小児歯誌, 34：47-59, 1996.
6) Idaira, Y. and Ohmori, I.：EPMA evaluation of the proximal surface of the primary molars covered by the fluoride releasing resin coating material, Ped. Dent. J., 10：161-166, 2000.
7) Takamizawa, Y., Idaira, Y. and Ohmori, I.：HREM observation of the proximal surface of the primary molars covered by the fluoride releasing resin coating material, Ped. Dent. J., 10：167-171, 2000.

第6章
ラバーダム、シーラント、コート材に関連する演習問題

この章の要点

　この章は主として歯科衛生士専門学校の学生を対象としたもので、期末試験、卒業試験、そして国家試験に備えて、多肢選択問題による実力養成を目的としている。このマニュアルは齲蝕抑制手段を図説したものであり、必然的に患者は小児が主体となるため、小児歯科医療の基本的な問題も含まれている。

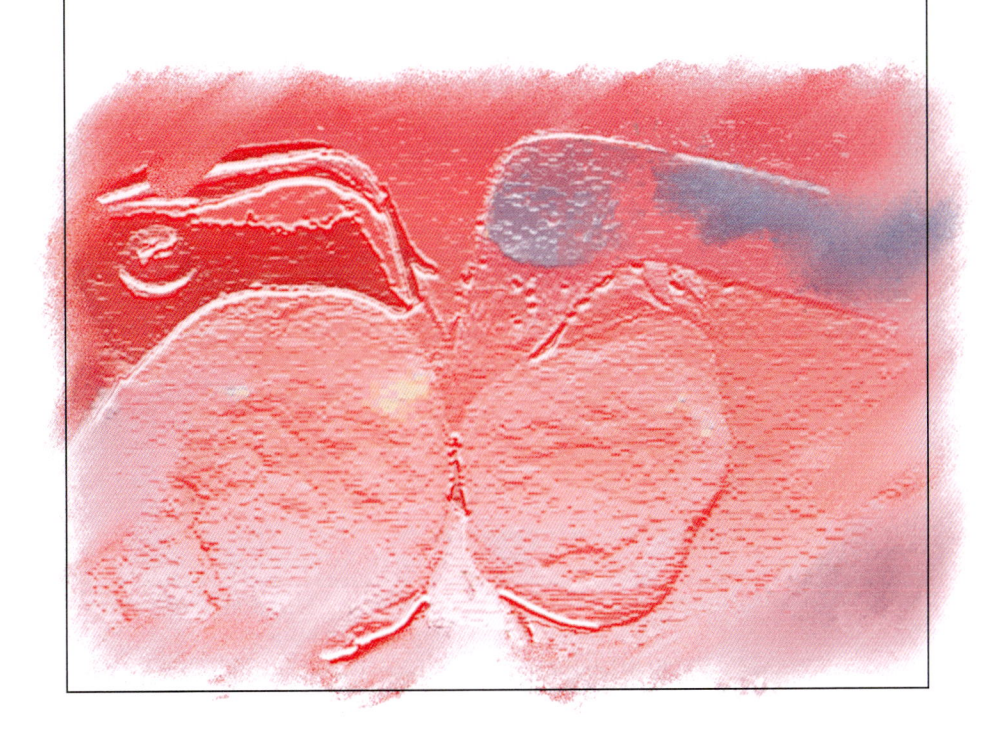

1．永久歯と比較した乳歯の特徴で正しいのはどれか。
　　(1) 歯帯が発達している。
　　(2) 歯冠長に比べ歯根長が短い。
　　(3) 乳臼歯の歯根は離開度が小さい。
　　(4) 外形の大きさに比べ歯髄腔が広い。
　　　a (1)、(2)　　b (1)、(4)　　c (2)、(3)　　d (3)、(4)

2．幼若永久歯の特徴について正しいのはどれか。
　　(1) 咬合面の小窩裂溝が浅い。
　　(2) 咬頭や発育葉が目立つ。
　　(3) 齲蝕に罹患し易い。
　　(4) 成熟した永久歯よりカルシュウムの含有量が少ない。
　　　a (1)、(2)　　b (1)、(4)　　c (2)、(3)　　d (3)、(4)

3．齲蝕の発生の関係があると考えられている唾液の性状はどれか。
　　(1) カルシュウム濃度
　　(2) 緩衝能
　　(3) 分泌量
　　(4) pH
　　　a (1)、(2)　　b (1)、(4)　　c (2)、(3)　　d (3)、(4)

4．エナメル質の表面に見られる構造について正しいのはどれか。
　　(1) 獲得被膜
　　(2) 周波条
　　(3) 横紋
　　(4) エナメル叢
　　　a (1)、(2)　　b (1)、(4)　　c (2)、(3)　　d (3)、(4)

5．象牙質について**誤っている**のはどれか。
　　a　象牙細管は歯髄側で太く、外層で細い。
　　b　有機基質は主にコラーゲンである。
　　c　成長線の周期は規則的である。
　　d　歯根が完成すると象牙前質は消失する。

6．歯質のフッ素分布について正しいのはどれか。
　(1) エナメル質では表層でフッ素の濃度が高い。
　(2) エナメル質表層のフッ素濃度は萌出後に低下する。
　(3) 歯質のフッ素濃度は環境の影響を受けない。
　(4) 象牙質では歯髄側でフッ素の濃度が高い。
　　a （1）、(2)　　b （1）、(4)　　c （2）、(3)　　d （3）、(4)

7．歯の痛みについて正しいのはどれか。
　(1) エナメル質には神経組織が全くない。
　(2) 歯の痛みは部位覚がはっきりしない。
　(3) エナメル象牙境では痛覚は生じない。
　(4) 痛覚が生じるところでは常に自由神経終末がある。
　　a （1）、(2)　　b （1）、(4)　　c （2）、(3)　　d （3）、(4)

8．幼児の食事・間食と齲蝕罹患の関係について正しいのはどれか。
　(1) 成人に比べて間食摂取による齲蝕罹患の個体差が大きい。
　(2) 間食の回数と齲蝕罹患とは関係がある。
　(3) 食品の粘着性は齲蝕罹患とは関係ない。
　(4) 就寝時の牛乳の飲用と齲蝕罹患とは関係がない。
　　a （1）、(2)　　b （1）、(4)　　c （2）、(3)　　d （3）、(4)

9．小児患者への対応法について正しい組み合わせはどれか。
　(1) Tell Show Do 法 ──────── オペラント条件付け法
　(2) 模倣学習 ──────────── モデリング法
　(3) 笑気吸入鎮静法 ───────── 鎮痛・減痛法
　(4) レストレーナーの使用 ────── 系統的脱感作法
　　a （1）、(2)　　b （1）、(4)　　c （2）、(3)　　d （3）、(4)

10．ラバーダム防湿に用いる器材について正しいのはどれか。
　(1) 乳歯列期の患者に用いるラバーシートの大きさは10×10cmである。
　(2) 永久歯列期の患者に用いるラバーシートの大きさは15×15cmである。
　(3) ワックスを塗ったデンタルフロスを用いる。
　(4) 排唾管は必要器具の一つである。
　　a （1）、(2)　　b （1）、(4)　　c （2）、(3)　　d （3）、(4)

11. ラバーダム防湿に必要としない器材はどれか。
    a　ホーのプライヤー
    b　クランプフォーセップス
    c　ヤングのフレーム
    d　表面麻酔剤

12. 接着性レジンによる小窩裂溝塡塞法について**誤っている**のはどれか。
    a　酸処理には30〜50％リン酸溶液を使用する。
    b　小窩裂溝を十分に清掃する。
    c　ラバーダム防湿を行う。
    d　酸処理時間は3分とする。

13. 光重合型接着性レジンによる小窩裂溝塡塞法について正しいのはどれか。
    (1)　歯面清掃はロビンソンブラシに研磨材をつけて行う。
    (2)　歯面の酸処理は塩酸を使うと効果的である。
    (3)　酸処理された範囲を越えてシーラントを塗布してはいけない。
    (4)　光の照射は一歯面ごとに行う。
    　　a　(1)、(2)　　b　(1)、(4)　　c　(2)、(3)　　d　(3)、(4)

14. フッ素徐放性シーラントについて正しいのはどれか。
    (1)　グラスアイオノマー系フィラーを含有している。
    (2)　フッ化カルシウムを含有している。
    (3)　フッ化カリウムを含有している。
    (4)　フッ素徐放性ポリマーを含有している。
    　　a　(1)、(2)　　b　(1)、(4)　　c　(2)、(3)　　d　(3)、(4)

15. 小窩裂溝塡塞材としてのグラスアイオノマーセメントについて正しいのはどれか。
    (1)　混和するときには粉末を多くする。
    (2)　防湿は不要である。
    (3)　フッ素徐放性である。
    (4)　光硬化型セメントには可視光線を照射する。
    　　a　(1)、(2)　　b　(1)、(4)　　c　(2)、(3)　　d　(3)、(4)

16. フッ素徐放性コート材について正しいのはどれか。
    (1) 隣接面の齲蝕予防や齲蝕進行抑制に適している。
    (2) 防湿は不要である。
    (3) 化学重合型である。
    (4) フッ化ナトリウムが含まれている。
    　　a （1）、（2）　　b （1）、（4）　　c （2）、（3）　　d （3）、（4）

17. レジンシーラントと比較して、フッ素徐放性コート材の理工学的特性について正しいのはどれか。
    (1) 歯面に塗布した際の未重合層が薄い。
    (2) 材料の粘度は高い。
    (3) 曲げ強度は低い。
    (4) ビッカース硬度は低い。
    　　a （1）、（2）　　b （1）、（4）　　c （2）、（3）　　d （3）、（4）

18. フッ素徐放性コート材の臨床応用について**誤っている**のはどれか。
    (1) 幼若第一大臼歯の近心面初期齲蝕の齲蝕進行抑制に有効である。
    (2) 乳臼歯隣接面の齲蝕進行抑制に有効である。
    (3) ラバーダム防湿は不要である。
    (4) 局所麻酔は必要である。
    　　a （1）、（2）　　b （1）、（4）　　c （2）、（3）　　d （3）、（4）

19. フッ化物洗口法について**誤っている**のはどれか。
    a 実施開始期は4歳以上が望ましい。
    b 安価な費用で確かな効果が得られる。
    c 全身応用法の一つである。
    d 家庭で個人的に行うこともできる。

20. フッ化物歯面塗布法について正しいのはどれか。
    a エンジンによる歯面清掃が必要である。
    b 簡易防湿を用いる。
    c 歯面への作用時間は1分である。
    d 塗布する溶液の量は約10ccである。

21. フッ化物の安全性について正しいのはどれか。
    (1) 口腔内に残留したフッ素の多くは尿中に排泄される。
    (2) フッ素の急性中毒量は約 2 mg/kg である。
    (3) 口腔内に残留したフッ素の多くは骨に沈着する。
    (4) 幼児の歯面塗布に 2％フッ化ナトリウム溶液 5 cc を用いるのは安全である。
    a (1)、(2)　　b (1)、(4)　　c (2)、(3)　　d (3)、(4)

22. 正しいのはどれか。
    (1) 乳児の上下顎には顎間空隙が認められる。
    (2) 最初に萌出する乳歯は上顎乳中切歯である。
    (3) 永久歯列には発育空隙が認められるものが多い。
    (4) 乳歯列には霊長空隙が認められるものが多い。
    a (1)、(2)　　b (1)、(4)　　c (2)、(3)　　d (3)、(4)

23. 心身障害児について**誤っている**のはどれか。
    a　ダウン症候群児では歯の萌出遅延がよく見られる。
    b　自閉症児には先天欠如歯がよく見られる。
    c　脳性麻痺児には開咬がよく見られる。
    d　重症心身障害児には歯石沈着がよく見られる。

24. 小児の歯の外傷について正しいのはどれか。
    (1) 上顎前歯部の受傷が多い。
    (2) 2 歳前後と 8 歳前後に多発する。
    (3) 男児より女児に発生頻度が高い。
    (4) 受傷直後の歯髄電気診断で治療方針を決める。
    a (1)、(2)　　b (1)、(4)　　c (2)、(3)　　d (3)、(4)

25. 乳歯齲蝕の為害作用について**誤っている**のはどれか。
    a　永久歯の萌出異常をもたらす。
    b　永久歯に齲蝕を誘発する。
    c　地図状舌を誘発する。
    d　後継永久歯胚の形成不全を誘発する。

26. 生理的年齢について**誤っている**のはどれか。
 a 骨年齢は大腿骨の石灰化度で評価する。
 b 歯齢は歯の萌出状態で評価する。
 c 骨年齢は手根骨の石灰化度で評価する。
 d 歯齢は歯の石灰化度で評価する。

27. スカモンの臓器成長曲線について**誤っている**のはどれか。
 (1) 大脳の発育は神経型に属している。
 (2) 一般型には2度の発育促進期がある。
 (3) 神経型の特徴は思春期の発育促進である。
 (4) リンパ型の特徴は晩期発育である。
  a (1)、(2)　b (1)、(4)　c (2)、(3)　d (3)、(4)

28. 小児の発達について正しいのはどれか。
 (1) 首がすわるのは生後1か月頃である。
 (2) 一人歩きが出来るのは1歳6か月頃である。
 (3) 言葉は3歳頃に話文構造が確立する。
 (4) 情動は2歳頃から分化し始める。
  a (1)、(2)　b (1)、(4)　c (2)、(3)　d (3)、(4)

29. 小児の生理的特徴で正しいのはどれか。
 (1) 呼吸は腹式呼吸である。
 (2) 体温は成人よりも低い。
 (3) 脈拍は環境に影響されない。
 (4) 血圧は低年齢児ほど低い。
  a (1)、(2)　b (1)、(4)　c (2)、(3)　d (3)、(4)

30. 正しい組み合わせはどれか。
 (1) 拇指吸引癖 ―――――― 上顎前突
 (2) 口呼吸 ―――――― 反対咬合
 (3) 咬唇癖 ―――――― 叢生
 (4) 異常嚥下癖 ―――――― 開咬
  a (1)、(2)　b (1)、(4)　c (2)、(3)　d (3)、(4)

以上

演習問題30題 正答

1	b	16	b
2	c	17	a
3	c	18	d
4	a	19	c
5	d	20	b
6	b	21	a
7	a	22	b
8	a	23	b
9	c	24	a
10	c	25	c
11	a	26	a
12	d	27	d
13	d	28	c
14	b	29	b
15	d	30	b